SUPERPOTÊNCIA

Dudley Seth Danoff

SUPERPOTÊNCIA

Tradução de
EDSON BRAGA

EDITORA RECORD
RIO DE JANEIRO • SÃO PAULO

CIP-Brasil. Catalogação-na-fonte
Sindicato Nacional dos Editores de Livros, RJ.

Danoff, Dudley Seth
D197s Superpotência / Dudley Seth Danoff; tradução de Edson Braga. – Rio de Janeiro: Record, 1998.

Tradução de: Superpotency

1. Pênis. 2. Aparelho genital masculino. 3. Sexo. I. Título.

CDD – 612-61
97-1990 CDU – 612-61

Título original norte-americano
SUPERPOTENCY

Publicado mediante acordo com Warner Books, Inc., New York.

Impresso no Brasil

ISBN 85-01-04825-9

PEDIDOS PELO REEMBOLSO POSTAL
Caixa Postal 23.052
Rio de Janeiro, RJ – 20922-970

À memória de meu pai, Alfred,
amigo de longa data, marido
dedicado e verdadeiro exemplo
do poder do pênis.

Agradecimentos

Gostaria de manifestar minha gratidão a todos os que ajudaram a transformar este projeto em realidade: a muitos pacientes que compartilharam suas histórias e pensamentos comigo, ensinando-me coisas que eu jamais poderia aprender em livros; ao meu grande amigo Norman Brokaw, que foi o primeiro a acreditar que minhas idéias pouco ortodoxas poderiam dar num livro de valor; a Nanscy Neiman, que teve a coragem de mudar de idéia e de emprestar seu entusiasmo e boas contribuições ao projeto; a Susan Suffes, por suas inteligentes contribuições editoriais; a Phil Goldberg, que muitas vezes encontrou as palavras certas para muitas de minhas idéias e ajudou a estruturar o material inicial para transformá-lo em forma de livro.

Meu mais profundo reconhecimento vai para minha família: aos meus filhos Aurele e Doran, por compreenderem por que eu estava ainda mais ocupado do que de costume e desculparem minhas ausências dos recitais de balé e dos jogos de futebol; e à minha mulher, Hedva, por sua paciência e apoio, por convencer-me de que o livro interessaria às mulheres tanto quanto aos homens, e por ajudar-me a compreender o ponto de vista da mulher.

Sumário

Prefácio

Superpotência é a resposta a uma perturbadora observação decorrente da minha prática de urologia durante duas décadas: grande número de homens americanos sofre do que chamo de fraqueza do pênis. A insegurança e a incerteza quanto à *performance* sexual está privando a eles e a suas parceiras do completo prazer e satisfação. Escrevi este livro para substituir a ignorância e a mitologia por informação factual, e a insegurança por confiança. Meu objetivo é ajudar a cada homem a obter a superpotência. Em outras palavras, quero ajudá-los a maximizar seu poder do pênis — a maior dádiva que a natureza conferiu ao sexo masculino.

Como um atarefado cirurgião urológico em Beverly Hills, observei mais de 100.000 pênis em minha vida profissional. Embora cada um seja único, assim como as mãos e os pés são únicos, anatomicamente eles são notavelmente semelhantes. Mas há uma enorme variação em como eles funcionam em sua capacidade sexual. Ao longo dos anos tenho observado que essas diferenças têm muito pouco a ver com a anatomia do pênis, ou com o tamanho e a aparência de um homem, ou o seu nível de sucesso, riqueza e *status* social. Elas têm a ver principalmente com como ele *percebe* seu pênis. Além de suas outras funções, o pênis é um órgão de expressão. O que dá a ele seu poder é muito mais do que a condição de seus vasos sangüíneos e nervos. O poder do pênis é o poder do pensamento positivo aplicado ao seu pênis.

Seu pênis é o que você acha que ele seja. Ele é tão grande quanto você acha que ele é. É tão confiável quanto você acha que ele é. É tão potente quanto você acha que ele é. Essa é a minha mensagem básica.

O livro contém tudo que você precisa saber — baseado em minhas observações médicas — para ajudá-lo a conquistar sua plena potência sexual. Embora um de meus objetivos seja educar o público e tirar o pênis do escuro, esse não é um compêndio de ensino. Não há nada demasiado técnico nestas páginas. Ao contrário, em linguagem direta e de fácil compreensão, descrevi o que considero essencial para o leitor leigo saber sobre o pênis e órgãos relacionados. É espantoso como pessoas até mesmo bem-educadas e sofisticadas sabem tão pouco sobre o pênis. Mais espantoso ainda é o que elas *pensam* que é verdade, mas não é.

Este livro não é tampouco um compêndio psicológico. Muitos escritores já nos deram extensas análises sobre a sexualidade masculina e tratados sobre o tratamento da disfunção sexual. Meu propósito é menos acadêmico. Estou preocupado com o homem médio que é mistificado ou confundido quanto ao seu pênis e deseja extrair dele o melhor uso. Estou preocupado com a atitude e as crenças desse homem, não com a sua educação familiar, seus hábitos de higiene, ou sua criança interior. Este livro tampouco é um livro de "como fazer" ou um manual de sexo no sentido geral, embora você vá encontrar grande número de sugestões práticas nestas páginas, inclusive valiosos exercícios para aumentar a potência do seu pênis.

Em resumo, escrevi o livro que eu, como homem e como urologista, desejava que tivesse sido escrito há muito tempo. Ele poderia ter salvado muitos homens da auto-insegurança e da humilhação; poderia ter salvado muitas mulheres da frustração sexual; e teria salvado muitos casamentos.

Ao escrever o livro imaginei a mim mesmo falando diretamente ao leitor do sexo masculino. Contudo, é meu desejo ardente que as mulheres o leiam tanto quanto os homens. Nunca encontrei uma mulher que não desejasse maximizar o poder do pênis do homem de sua vida. O livro dará às leitoras uma maior compreensão dos homens em geral e da capacidade de conseguir o mais alto nível de satisfação com seus parceiros. O Capítulo Doze é dirigido especificamente às mulheres. Entretanto, para evitar repetição, não incluí informações importantes cobertas antes no livro, as quais ambos os sexos devem conhecer. Assim, recomendo a todas as mulheres que leiam o livro inteiro. Ele foi escrito para ambos os sexos. Os assuntos abordados são pertinentes a todos os homens e às mulheres em sua vida.

Há muitas coisas nessas páginas que surpreenderão você. Algumas podem até chocá-lo ou ultrajá-lo. Acolho com prazer quaisquer controvérsias que possam surgir, pois sustento totalmente todas as minhas observações e as ofereço exclusivamente com um propósito: acabar com a praga da fraqueza do pênis, com seu conseqüente cinismo, desespero e frustração. A superpotência não é um luxo, é o direito inato de todo homem. Seu pleno exercício tornará a vida de todos nós — homens e mulheres, jovens e velhos — mais vigorosa, mais saudável e mais desfrutável, sob qualquer aspecto. Se seguir os conselhos deste livro, você descobrirá que cada aspecto de sua vida — trabalho, lazer, relacionamentos — será enriquecido. A superpotência eleva a mente, o coração e o espírito, não apenas o pênis. O homem que tem isso é abençoado, assim como a mulher *com quem ele compartilha isso.*

O objetivo da medicina é deixar que os nossos pacientes morram jovens o mais tarde possível.

HIPÓCRATES (460-377 a.C.)

1.

O Poder do Pênis

Nos meus vinte e três anos de experiência como urologista, tenho tratado de todos os problemas imagináveis dos sistemas geniturinário e reprodutivo do homem, desde pequenas herpes a grandes infecções vesiculares, de transplantes de rins a câncer da próstata. Tenho tratado de homens tão ricos que poderiam comprar o hospital em que os operei, e de homens tão pobres que não podiam comprar sequer uma aspirina, muito menos pagar sua operação. Tenho tratado de personalidades famosas, assim como dos que engraxam os sapatos ou consertam as pias dessas personalidades. Tenho tratado de gênios e idiotas, PhDs e analfabetos, homens que lêem de tudo e homens que não sabem ler o próprio nome. Tenho tratado de jovens, de homens de meia-idade e de velhos; de heterossexuais, homossexuais e bissexuais; de homens casados, solteiros, divorciados e viúvos; de promíscuos, monógamos e celibatários. Toda essa experiência ensinou-me que, apesar das grandes diferenças entre si, os homens certamente têm certas coisas em comum. Este livro é o resultado de três das minhas observações:

1. Até onde temos conhecimento, os homens são controlados pelos seus pênis. Na mente dos homens, o pênis reina supremo.
2. Muitos homens (e, claro, as mulheres ainda mais) infelizmente são ignorantes quanto ao pênis e ao aparato sexual masculino em geral.

3. Uma alarmante porcentagem de homens é atormentada pela fraqueza ou pela insegurança quanto ao pênis.

Examinemos separadamente cada um desses pontos.

OS HOMENS SÃO CRIATURAS CONTROLADAS PELO PÊNIS

Por *controlados pelo pênis* quero dizer que a personalidade, o comportamento e a maneira de encarar a vida de um homem dependem em grande parte da imagem que ele tem do seu pênis e dos sinais que seu pênis lhe envia. Normalmente, a sugestão de que um determinado homem seja controlado pelo pênis contém conotações pejorativas. Dizemos coisas como: "A cabeçona dele é comandada por sua cabecinha." Ou: "O cérebro dele está no pau." Contudo, não pretendo dizer isso pejorativamente. Estou apenas constatando a dominação do pênis como um fato da vida. Isso chega a extremos com os don-juans, os exibicionistas ou os homens obcecados pelo sexo, mas eles não são os únicos que são controlados pelo pênis. O homem comum também é assim, e não há nada de errado nisso. É simplesmente como as coisas são. Em inúmeros aspectos, o pênis é o órgão da alma do homem. É o eixo em torno do qual giram a personalidade e o corpo masculinos.

A veracidade de minhas observações é refletida em parte em nossa rica herança de humor libidinoso. Existe alguma outra parte do corpo que seja mais sujeita a piadas do que o pênis? Nem de longe. E muito desse humor reflete diretamente minha opinião sobre a supremacia do pênis. Por exemplo, um homem diz à namorada: "As mulheres não têm cérebro." Ao que ela responde: "É porque não temos um pênis onde botá-lo." Ou ainda, como a pergunta jocosa que há pouco tempo me fez uma paciente: Como se chama a pele supérflua que existe em volta do pênis? Resposta: o homem.

O número de apelidos que têm sido dados ao pênis também

atesta que ele é a parte central da identidade masculina. Temos apelidos para braços, pernas ou outros órgãos? Nem mesmo as nádegas e os seios chegam perto do número de apelidos para o pênis. Eis uma pequena mostra dos mais comuns, em ordem alfabética: aparato, aparelho, badalo, bastão, bengala, boneco, boneca, cabeção, cacete, caceta, cachimbo, caralho, careca, cenoura, cepa, cheio-de-varizes, cheio-de-veias, chorão, chouriço, charuto, coisa, criança, documento, equipamento, falo, fálus, ferro, fumo, ganso, instrumento, jeba, mastro, mandioca, manjuba, membro, nabo, neném, órgão, palhaço, passarinho, pau, pé-de-mesa, perna, peru, pepino, peroba, pica, Pinóquio, pinto, piroca, pistola, porrete, robalo, salame, salsicha, salsichão, tora, tripé, trolha, vergalhão. E provavelmente há muitos mais sendo inventados a cada dia pelas novas gerações.

Naturalmente, muitos homens, individualmente — ou às vezes suas amantes —, dão aos seus pênis apelidos afetuosos. Tive um paciente cuja mulher chamava o pênis dele de Helmut, porque a cabeça, a glande, lembrava a ela um capacete, ou elmo. Um colega meu de escola chamava seu pênis de Winchester, por causa da espingarda. Quando o movimento de paz e amor entrou em voga, ele trocou essa imagem agressiva por Pombinha. Entre as personalidades famosas que têm apelidos pessoais para o pênis está o ator Robin Williams, que costuma referir-se ao Mr. Happy (Sr. Feliz) em seus monólogos cômicos; o ex-presidente americano Lyndon Johnson, que, a bem da verdade, chamava seu pênis de Jumbo; e o Rei do Rock, que se referia ao seu apêndice favorito como Little Elvis (Pequeno Elvis).

O fato é que, na psique de um homem, o pênis é rei. O pênis comanda seu dono como um rei governa seus cidadãos. Às vezes, como um potentado que obedece à vontade de seu povo, ele atende aos desejos do dono; outras vezes, ele dita seus próprios termos e suas próprias regras, que nem sempre compreendemos muito bem. Como um monarca, ele às vezes age de formas imprevisíveis e enigmáticas; pode ser despótico, caprichoso e egoísta; outras vezes, benevolente, magnânimo e sensato. Quando o rei pênis emite uma ordem, os homens têm pouco poder para desobedecer a ele. Ele pode transformar a mente, as emoções e os sentidos em servos obedientes.

Essa correlação entre os ditames do pênis e como os homens se comportam — não apenas sexualmente, mas em geral — não pode ser enfatizada o bastante. Meu pai costumava dizer: "Quando ele está mole eu sou durão, quando ele está duro eu sou moleirão." Se você quer alguma coisa de um homem, o pior momento para consegui-la é quando ele está sexualmente frustrado. O melhor é pedir quando ele está sexualmente estimulado e seu sangue corre para suas partes pudendas, junto com sua força de vontade; provavelmente ele venderá a alma em troca do prazer. O melhor momento, entretanto, é exatamente depois de ele ter tido um bom orgasmo, quando ele se torna tão mole quanto seu membro saciado.

Num nível mais abstrato, existe uma poderosa correlação entre como os homens percebem seu pênis e como percebem a si próprios. Tenho observado que os homens que gostam de seu pênis tendem a gostar de si mesmos. Homens que confiam em seu pênis também têm confiança em si mesmos. Da mesma forma, os homens que não confiam em seu pênis, se ressentem dele ou são inseguros quanto ao seu tamanho ou à sua capacidade de desempenho, tendem a ter baixa auto-estima no geral. Não sei dizer-lhes o que vem primeiro, se é a auto-imagem ou a imagem do pênis, assim como não consigo resolver o enigma do ovo e da galinha. Contudo, posso dizer-lhes com segurança que isso acontece das duas maneiras: um homem inseguro de si mesmo sexualmente ou que teve uma experiência sexual embaraçosa — como uma ejaculação precoce ou incapacidade de obter uma ereção — será atormentado em outros aspectos de sua vida pela insegurança e baixa autoconfiança; e um homem cuja auto-estima sofre um golpe na vida profissional levará isso para a cama, porque o pênis incorpora sua percepção de quem ele é. Naturalmente, isso pode funcionar também de forma positiva: se ele satisfaz a si mesmo e à sua parceira, na manhã seguinte voltará ao trabalho bem-disposto; e se ele voltar para casa com a estima dos colegas e a lembrança de um trabalho bem-feito, estará muito mais propenso a atuar na cama de forma audaciosa e energética.

O pênis é uma extensão do ego, e ao mesmo tempo ele define o ego. O pênis recebe suas ordens de funcionamento da mente, e ao mesmo tempo as dita a ela. Essa verdade básica da existência dos homens merece ser trazida à luz e comemorada. Ao invés disso, nós a negamos ou agimos como se isso fosse uma provação imposta a nós pelo demônio.

SOMOS DESGRAÇADAMENTE MAL-INFORMADOS SOBRE O PÊNIS

De certa maneira, a genitália (e a sexualidade masculina em geral) permanece como assunto proibido. Numa época em que fotos de nus são tão comuns quanto fotos de líderes mundiais, e corpos seminus podem ser vistos com um simples toque no controle remoto, o pênis permanece escondido por trás de uma cortina de puritanismo. Graças à franqueza do movimento feminista e à importância social do parto, somos relativamente bem-informados sobre a sexualidade feminina e a anatomia do sistema reprodutivo feminino. Entretanto, quando se chega ao pênis e seus acessórios, somos chafurdados na ignorância. Freqüentemente me admiro de como meus pacientes sabem tão pouco sobre o próprio pênis — não apenas a fisiologia masculina, mas o que chamo de pênis místico. Homens de meia-idade estão sempre me fazendo perguntas que eles próprios deveriam estar aptos a responder a adolescentes. Pior ainda, eles não são apenas desinformados, são principalmente *mal-informados*. Os mitos sobre o pênis são inacreditáveis.

Não é de admirar. Os órgãos genitais não são apenas os órgãos externos menos vistos de nosso corpo, sempre escondidos pelas roupas; quase nunca chegam a ser mencionados nas conversas entre os homens. A não ser quando os rapazes fazem piadas ou fanfarronices — e nada disso contribui para melhorar a informação. As únicas vezes que o pênis é mencionado nas salas de aula são durante exaustivas descrições de como ocorre a concepção. Em tal contexto, esse órgão misterioso e magnífico é reduzido à qualidade de um plantador de sementes. Muitos pais também não são de grande ajuda. Só abordam o assunto quando se vêem forçados a enfrentar o ritual obrigatório dos fatos da vida — e tão apressadamente como se não agüentassem esperar para mudar o assunto para futebol. E, quase sempre, as informações que os pais passam aos filhos se incluem na velha linha: "Tome cuidado..."

Os homens tampouco não conseguem grande ajuda de seus médicos. Os pediatras só discutem o pênis com adolescentes quando observam alguma anomalia física ou se sentem obrigados a advertir da gravidez ou de doenças sexualmente transmissíveis. É difícil para um jovem obter informações sobre fatos biológicos, e mais ainda compreender sua relação mental e emocional com seu pênis. E isso não é muito mais fácil para os adultos. Os médicos só falam sobre o pênis quando o paciente puxa o assunto porque está com algum problema. Mesmo no contexto de um exame físico geral, o médico, na melhor das hipóteses, dará apenas uma olhadela nos órgãos sexuais, em busca de sinais de grandes anormalidades, e, em homens mais velhos, examinará a próstata. Em algum questionário poderá haver um item perguntando se o paciente está tendo problemas de potência sexual, mas dificilmente isso será o ponto de partida para uma discussão frutífera.

Uma razão para isso está em nossa severa herança puritana. A simples palavra "pênis" ainda tem uma conotação chocante. Quando muitas pessoas a ouvem, elas riem nervosamente, enrubescem ou desviam o olhar. Assim, quando eu estava pensando em pôr neste livro o título de *O poder do pênis*, fui advertido por meus pacientes na indústria de comunicação de que somente o fato de ter a palavra na capa poderia ser inaceitável para muitos livreiros. Realmente, a palavra fere o ouvido das pessoas e coloca muitos homens em guarda, mesmo num consultório médico.

Outra razão pela qual os homens permanecem na ignorância do pênis é que muitos médicos aprenderam pouco sobre isso. Claro, assim como todos os outros órgãos, aprendemos a anatomia básica e a bioquímica do que acontece quando o pênis faz o que faz (até onde esses assuntos são compreendidos). Entretanto, os médicos aprendem bem pouco quanto à mística do pênis, esse curioso terreno onde a biologia encontra a mente e as emoções: o que faz o pênis funcionar e o que faz com que ele *não* funcione; por que ele parece ter sua própria mente; por que algumas vezes ele fica ereto e outras, não; por que algumas experiências sexuais são mais satisfatórias que outras, embora em cada orgasmo ocorra exatamente a mesma ação reflexa; o que é normal e o que não é. Não sabemos o bastante sobre essas coisas cientificamente, e o terreno da psique é ignorado na educação médica, exceto nas aulas de psiquiatria, quando a discussão se confina à patologia. Se não puder perguntar ao seu médico, a quem mais poderá perguntar?

Infelizmente, os homens obtêm sua mais influente educação sobre o pênis nas conversas de esquinas e nas publicações de piadinhas sobre sexo, pornografia e histórias picantes, e nas imagens de cinema e televisão. Essa educação é uma caricatura. O conhecimento do pênis é tão importante para a vida de um homem, tão natural, tão normal, tão vital, que deveria ser trazido à luz do dia. Do contrário, a outra tendência que tenho observado — uma epidemia de dúvida e insegurança — continuará a crescer.

A EPIDEMIA DA FRAQUEZA DO PÊNIS

Esse é um dos segredos mais bem guardados na América. Se a minha experiência como um diligente urologista representa um indicador válido, os últimos dez anos viram um crescimento dramático tanto na disfunção sexual real como na insuficiência imaginária. Na verdade, há muito mais da variedade imaginária: muitos homens *pensam* que são deficientes de alguma forma, ou *acreditam* que há alguma coisa errada com eles, ou *temem* que sejam anormais. Alguns me procuram especificamente para falar sobre suas preocupações sexuais. Entretanto, a maioria dos meus pacientes me procura por causa de outros problemas urológicos — distúrbios renais ou vesiculares, problemas da próstata, e outros —, mas encontra uma maneira de trazer à tona suas preocupações com o pênis. Eles podem, por exemplo, ter uma queixa insignificante como de uma mancha, uma irritação, uma coceira ou uma sensação de queimadura quando urinam, mas têm também algo mais na cabeça. Posso até prever o momento — quando estão vestindo as calças ou já estendendo a mão para a maçaneta da porta — em que dirão: "A propósito, doutor...", e então revelam sua verdadeira preocupação, como se fosse uma simples lembrança tardia.

Com que estão preocupados? Isso se desdobra em duas categorias: tamanho e desempenho. Com o devido respeito a Freud, de acordo com a minha experiência, as mulheres não têm inveja do pênis; elas têm curiosidade sobre o pênis. São *os homens* que têm inveja do pênis. "Ele é do tamanho normal, doutor?", eles questionam. "Não devia ser maior?" Alguns perguntam até mesmo se tenho algum jeito de torná-lo mais comprido ou mais grosso. Voltaremos à questão sobre o tamanho num capítulo mais adiante. As perguntas mais freqüentes são quanto ao desempenho. Estas surgem em três variedades: tesão, ereção e ejaculação.

Os mais velhos preocupam-se porque acham ter perdido a libido. Os de meia-idade estão perturbados porque costumavam desejar sexo com tanta freqüência quanto podiam obtê-lo, mas agora só fazem amor umas poucas vezes por mês. Até os homens mais jovens ocasionalmente se preocupam com seu tesão: "Meus amigos estão acesos o tempo todo. Não pensam em mais nada. Há alguma coisa de errado comigo?" Vêm depois as preocupações quanto à ereção: "Não consigo ter uma." "Demoro mais do que o normal para ficar no ponto." "Agora não consigo levantá-lo mais de uma vez por noite." "Amoleceu bem no meio da brincadeira." E há ainda, naturalmente, a angústia com a ejaculação. "Não consigo mais gozar." "Eu costumava despejar um monte, agora é só uma espirradela." "Minha mulher reclama que demoro demais." E o que assusta mais: "Minha namorada diz que termino muito depressa."

Naturalmente, algumas perguntas que meus pacientes me fazem refletem sérios problemas médicos, e mesmo que essa possibilidade seja remota eu a cuido como tal. Uma pequena porcentagem das queixas sobre distúrbios sexuais é causada por problemas médicos reais. Na maioria dos casos, são homens idosos com distúrbios orgânicos que impedem a capacidade de conseguir uma ereção adequada para a penetração (a definição clássica de impotência). Um certo número de problemas psicológicos pode causar impotência, inclusive arteriosclerose, diabetes, distúrbios hormonais, ferimentos, esclerose múltipla, reações a medicamentos e abuso de drogas. Temos feito enormes avanços na ciência de diagnóstico e tratamento. Testes sofisticados podem hoje determinar a causa exata do problema ou, tão importante quanto isso, eliminar completamente as causas. Temos também um repertório variado de excelentes tratamentos para a debilidade física do pênis. Tudo isso será descrito num capítulo mais adiante. Por enquanto basta dizer que somente uma pequena porcentagem de pacientes que se queixam do pênis tem problemas médicos reais.

A esmagadora maioria das queixas que ouço diariamente são manifestações de insegurança, sem qualquer fundamento médico. Trata-se de variações de uma ansiedade básica: "Sou normal, doutor? Está tudo bem comigo?" Na maioria dos casos minha resposta é, sem possibilidade de erro: "Sim."

Digo a meus pacientes que o poder do pênis está um por cento entre as pernas e 99 por cento entre as orelhas. A porcentagem atual pode ter caído alguns pontos, naturalmente, mas garanto a essência de minhas palavras: a vasta maioria dos homens tem aparelhagem perfeitamente normal. Não há nada de errado com eles física ou anatomicamente. Sejam quais forem os problemas que eles tenham, ou *pensam* que têm, são originados em sua mente, mesmo quando se manifestam num pênis que se recusa a obedecer a ordens. Alguns homens têm distúrbios sexuais crônicos que causam séria preocupação, porque afetam não somente sua satisfação pessoal e sua auto-imagem, mas também seu casamento e a felicidade de sua parceira. Quando esses problemas resultam em sérios distúrbios psicológicos, como depressão, abuso sexual de crianças ou algum conflito interior debilitante, devem ser tratados por um bom psicanalista ou psiquiatra. No entanto, segundo minha experiência, casos assim são exceções. Muitos homens podem obter melhoras com uma simples mudança de circunstância ou de atitude. Mas a grande maioria dos homens que se queixam do pênis está perturbada devido à noção errônea de que eles não se encaixam num determinado padrão mitológico.

O problema é que, quando se trata de sexualidade, a ignorância pode ser tão desastrosa quanto é a ignorância na guerra. A natureza do eixo cérebro-pênis é tão delicada que a falta de confiança ou o medo de falhar pode transformar-se facilmente numa profecia que cumpre a si mesma. Se você acha que é anormal, se está ansioso quanto a um desempenho adequado, se está com medo de que sua parceira possa ficar desapontada, então há a possibilidade de que você já tenha causado a si mesmo os próprios problemas que teme.

A insegurança é o maior inimigo do seu pênis! Trata-se de um círculo vicioso: a insegurança conduz à fraqueza do pênis, e a experiência ruim aumenta a insegurança, o que significa que na próxima vez que tiver uma relação sexual seu nível de ansiedade será ainda maior; e aí as chances de que o problema se repita são maiores, e assim por diante.

Garanto-lhes que a grande maioria dos homens que reclamam de problemas do pênis ou são perfeitamente normais e não percebem isso, ou estão criando suas próprias dificuldades por andarem às cegas na areia movediça da dúvida. É surpreendente o quanto podem fazer por eles uma simples injeção de educação e uma forte dose de reafirmação — assim como você se surpreenderá com o quanto os capítulos seguintes o ajudarão, quando desmistificarmos o pênis e examinarmos todos os fatores que podem enfraquecê-lo.

POR QUE A EPIDEMIA AGORA?

Logicamente, cada caso deve ser avaliado individualmente, e discutiremos as principais causas da fraqueza do pênis nos capítulos seguintes. Por enquanto vale a pena examinar as condições sociais que criaram esse flagelo. Pode-se argumentar que sempre foi assim, ou talvez até pior, e que tenho visto mais debilidades do pênis nos últimos dez anos somente porque os homens hoje em dia se sentem mais confortáveis falando sobre o assunto. Na minha opinião, não é bem assim. Há poderosos fatores sociais e históricos que pesam no assunto.

Um desses fatores é o crescente nível de estresse da sociedade como um todo. Homens que trabalham horas a fio sem dormir, praticar exercícios ou relaxar o suficiente estão com freqüência psicologicamente drenados e fisicamente exaustos quando voltam para casa. Acrescentem-se a isso os suspeitos habituais — ansiedade financeira, pressão do tempo causada pela marcha frenética dos eventos, engarrafamentos de trânsito, desentendimentos com chefes, colegas de trabalho ou clientes, problemas com os filhos, e todos os outros aborrecimentos da vida contemporânea — e você tem um retrato de condições que de forma alguma conduzem a um desempenho sexual ótimo. A isso é somada a imagem altamente romantizada que a mídia apresenta do casamento e da vida familiar, que cria expectativas impossíveis. É difícil atingir o seu máximo em alguma coisa, especialmente sexo, quando se sente fisicamente fora de forma ou está com a cabeça em outro lugar, preocupado com problemas. Poucas coisas conseguem esfriar mais o sexo do que a ansiedade. E num relacionamento íntimo a tensão cobra um tributo pesado; ela polui a atmosfera e enche o quarto com toxinas emocionais.

Além disso, o estresse tem conseqüências médicas definidas que funcionam contra o funcionamento sexual normal. Durante a resposta ao estresse, o sangue é afastado do aparelho genital para abastecer os grandes grupos de músculos nos braços e pernas. E ainda, a ansiedade — incluindo a ansiedade quanto ao desempenho — aumenta a atividade do sistema de nervos simpáticos e incrementa o fluxo de norepinefrina, que contrai os vasos sangüíneos. Como veremos, isso é precisamente o oposto do que é necessário para uma ereção, que exige principalmente um fluxo constante de sangue para o pênis.

O problema aumenta ainda mais quando os homens usam álcool e drogas para tentar superar a tensão. Como observou Shakespeare, o álcool "provoca o desejo, mas leva embora o desempenho". O mesmo acontece com as drogas, inclusive a nicotina e muitos medicamentos receitados. Por razões que explicarei num dos capítulos seguintes, *o uso de droga pelo homem americano é um importante fator no declínio do poder do pênis.*

O movimento feminista, apesar de todas as suas bem-vindas conquistas, inadvertidamente contribuiu para o problema. Era uma vez o tempo em que a principal preocupação do homem ao fazer amor — na verdade, geralmente sua *única* preocupação — era a própria satisfação. Seus esforços eram dedicados exclusivamente em obter o orgasmo. O único pensamento que ele tinha quanto ao desempenho era o de levar a mulher para a cama e conseguir uma ereção dura o bastante para penetrar. Tendo atingido esses dois objetivos, a pressão desaparecia. Dali para a frente, o caminho era tranqüilo; ele podia apenas deixar que a natureza fizesse o resto. Então a sociedade descobriu o orgasmo feminino. As mulheres proclamaram que também tinham o direito ao clímax. O caminho agora ainda pode ser tranqüilo, mas há uma corrida de obstáculos, na qual os homens contam pontos tanto pela técnica como por atingirem a linha de chegada. A meta não é mais apenas ejacular, mas satisfazer a parceira. E, em muitas cabeças, o homem tem a responsabilidade não apenas de levar a mulher ao orgasmo; ele deve proporcionar a ela múltiplos orgasmos, extasiantes e abaladores. Isso, sim, é que é pressão!

Nem é preciso dizer que as mulheres têm tanto direito à satisfação sexual quanto os homens. E como discutirei mais adiante, convém a todo homem proporcionar prazer à sua parceira, mesmo porque isso aumenta o seu próprio prazer. No entanto, também é verdade que ambos os gêneros têm sido insensíveis quanto ao alto nível de *ansiedade do desempenho* que causam essas novas regras. A situação torna-se ainda mais complicada ante a ignorância generalizada quanto ao orgasmo feminino e a enorme gama de variações da sexualidade feminina. Milhões de relacionamentos transformam-se em situações sem vencedores quando os casais buscam algum padrão imaginário de satisfação em vez de atentar para as nuances e preferências da mulher individualmente. Pelas minhas observações clínicas, a única grande preocupação sexual dos homens contemporâneos é de não conseguirem proporcionar às suas parceiras orgasmos em quantidade e de qualidade espetaculares. E se um homem teve um só encontro humilhante com uma mulher insatisfeita, ele pode sucumbir ao círculo vicioso que começa na insegurança e termina no real fracasso do pênis.

Isso tem sido complicado ainda mais pelo uso generalizado de vibradores e outras chamadas ajudas sexuais. Tenho atendido a mulheres que tiveram as vias urinárias irritadas pelo uso de vibradores. Perguntei-lhes por que continuavam a usá-los. Elas geralmente respondem que aquilo lhes dá um nível de excitação sexual que nunca obtêm com seus maridos ou amantes. Tive até pacientes que se tornaram tão dependentes de seus vibradores que pararam totalmente de fazer sexo com homens. Naturalmente, nenhum vibrador tem lábios, mãos ou língua, e nenhum vibrador está programado para abraçar uma mulher quando ela precisa ser abraçada. Mas como um pênis humano pode competir com um objeto inanimado que está sempre duro, sempre pronto para agir, nunca pede nada em troca, e pode ser totalmente controlado? Que pênis pode agitar-se como um vibrador movido a pilhas? Isso pode ser um fator secundário na insegurança masculina atualmente, mas não deve ser desprezado. Minha esperança é de que muitos homens leiam este livro e elevem sua vida sexual à superpotência para que os vibradores sigam o mesmo caminho dos cintos de castidade.

A meu ver, talvez a principal razão para o aumento da fraqueza do pênis esteja na forma com que é dada aos homens a educação sexual. Parte disso se deve à simples falta de informação apropriada. Por exemplo, um adolescente veio ver-me por causa de uma pequena irritação no pênis. Depois de examiná-lo e prescrever-lhe uma medicação, percebi que ele queria dizer alguma coisa. Incentivado, ele tomou coragem e contou-me que no fim de semana anterior fizera sexo com uma garota e não conseguira ejacular. Ele estava realmente assustado. Haveria alguma coisa de muito errado com ele? Perguntei-lhe quando fizera sexo pela última vez antes daquela. Uma semana antes, respondeu. Perguntei-lhe se se masturbava com freqüência. Quando superou seu embaraço inicial, ele admitiu que se lançara numa verdadeira orgia de masturbação no dia de sua embaraçosa experiência. Quando lhe disse que qualquer um que ejaculasse seis vezes numa tarde poderia ter dificuldade em consegui-lo de novo duas horas depois, ele ficou tão aliviado que pensei que me fosse beijar.

Se esse rapaz não tivesse tido coragem de perguntar, poderia carregar o falso sentimento de incapacidade nos seus encontros sexuais seguintes e mergulhar numa espiral de insegurança. Isso acontece com uma trágica freqüência entre os jovens, especialmente em assuntos que envolvem perda de ereção e ejaculação prematura. Eles não sabem que tais eventos são comuns entre seus amigos, e que acontecem de alguma forma com todos os jovens nervosos. Contudo, como são encabulados demais para mencionar o assunto, concluem que há algo de errado com eles. Em muitos casos isso permanece reprimido por anos, quando não piora, levando-os a evitar o sexo ou aproximar-se de novas experiências com apreensão.

Nos últimos vinte anos isso tornou-se mais verdadeiro do que nunca porque tem havido muito mais sexo ocasional, apesar da epidemia de Aids. Desapontamentos devidos à ansiedade são muito mais prováveis quando um jovem casal se mete na cama sem o antiquado período de espera durante o qual se desenvolvem a confiança e a afeição. Não que eu defenda as formas antigas. Acho que o sexo ocasional deve ser incrível quando as pessoas são esclarecidas, cuidadosas e autoconfiantes. Mas, quando os participantes são nervosos, inábeis e estranhos um ao outro, ele pode às vezes ser traumático, e uns poucos traumas prematuros podem marcar um jovem por um longo tempo.

Infelizmente, a fanfarronice natural dos homens joga contra a necessidade de informação apropriada. Adolescentes não costumam ouvir no banheiro ou na lanchonete da escola comentários como: “Aí, turma, eu estava tirando sarro com a Suzie e gozei nas calças antes mesmo de conseguir tirar a blusa dela.” Ou: “Cara, eu estava quase conseguindo, quando meu pau encolheu como um guarda-chuva.” Nem mesmo os melhores amigos confessam um ao outro tais humilhações, embora elas aconteçam todo fim de semana pelo mundo afora. O pior é que o que o adolescente *costuma* ouvir são histórias terrivelmente exageradas ou totalmente imaginárias das façanhas sexuais de outros rapazes, e estas passam a ser os padrões pelos quais ele mede a si próprio.

Não melhora muito quando os homens atingem a idade adulta; em bares, clubes, praias, fábricas e escritórios há exatamente a mesma postura de macho que eles viam nas escolas. O resultado é o mito generalizado de que um homem de verdade está pronto para a coisa a qualquer hora e em qualquer lugar, sabe tudo o que há para saber sobre sexo e mulheres, nunca duvida de sua virilidade por um segundo, nunca fica nervoso ou assustado, e pode satisfazer, sem possibilidade de falha, a qualquer mulher que estiver a fim. Não vemos a verdadeira face da sexualidade masculina, vemos a máscara. É daí que, pelo que tenho observado, muitos homens acreditam secretamente que os outros desfrutam do sexo mais do que eles, e o que é mais, que os outros são muitos melhores nisso. O mesmo poderia acontecer com a capacidade atlética se você não conseguisse de fato *ver* seus companheiros no campo de disputa.

A insegurança não é criada apenas pela desinformação ou falta de educação adequada sobre o pênis; ela é aumentada pela obsessão dos meios de comunicação com corpos esbeltos, jovens e perfeitamente proporcionados. As feministas nos despertaram para o quanto inseguras as mulheres podem ser quando não se enquadram nas medidas das imagens idealizadas nos filmes, comerciais e revistas. Bem, isso também afeta os homens. Esses simpáticos rapazes com estômagos de tábuas e peitorais perfeitos que desfilam diante de nossos olhos apresentam um ideal de masculinidade a que poucos homens podem corresponder, principalmente ao ficarem mais maduros. Não é apenas o sentimento de que você não atrairá as lindas modelos dos comerciais de cerveja, é principalmente o que esses padrões amplamente promovidos de virilidade juvenil fazem à imagem do homem como um todo. Você se olha no espelho, vê muito menos do que vê na TV ou numa revista e isso abate a sua auto-imagem. Você fica achando que o que vê no espelho é inferior, até anormal, quando de fato o que é anormal são aquelas imagens da TV. Isso não se refere apenas à vaidade, refere-se ao sexo, porque aquelas imagens representam objetos sexuais idealizados. Eles são o modelo da sociedade para a masculinidade, e para os homens o conceito de masculinidade tem mais a ver com sexo do que qualquer outra coisa, porque ser um homem significa ser potente e viril. Em resultado, cada pequena falha em sua auto-imagem masculina é acrescentada às dúvidas que você carrega para o quarto. Seu pênis é parte de seu corpo, e a imagem que você faz de seu pênis, sua percepção dele, sua atitude com relação a ele — e conseqüentemente a percepção de si próprio como um ser sexual — estão ligadas a como você vê seu corpo no geral.

Outro fator talvez ainda relacionado com os meios de comunicação é a imagem idealizada do ato sexual em si. O sexo é uma das poucas atividades na vida que não aprendemos assistindo a outras pessoas praticando-a. Pelo menos, não pessoas *reais*. Podemos dar uma espiada pelo buraco da fechadura dos filmes pornográficos e, um pouco mais discretamente, nos filmes de grandes circuitos, e com a ajuda da imaginação podemos espionar casais nas páginas de livros. Essa educação está longe de ser realística. Se as fontes primárias de informação sexual do homem forem filmes e livros, ele só poderá adquirir a impressão de que "homens reais" têm pênis enormes que de um minuto para o outro ficam duros como ferro e assim permanecem, pulsando e penetrando, mergulhando e martelando, até que ele e sua amante — que, claro, é jovem, linda, perfeitamente proporcionada e insaciável, exatamente como aquela nossa vizinha — alcançam, com o *timing* perfeito de nadadores sincronizados, um orgasmo simultâneo, de parar a terra e ver estrelas.

Qual foi a última vez que você viu, numa tela ou numa revista, sexo normal e comum? Garanto que sua experiência normal em sua cama é muito mais típica do que o modelo de fantasia da mídia. Mesmo se contasse com a ajuda de roteiristas, diretores, cenógrafos e efeitos especiais de Hollywood, mesmo se a Orquestra Sinfônica de Londres acompanhasse seu encontro, você dificilmente reproduziria o que os romances e os filmes nos dizem de como o sexo deve ser. E o que acontece quando a realidade não se encaixa com o ideal imaginado? Os homens culpam a si próprios. Concluem que há algo de errado consigo. Acham que são um fracasso. E qual é o ponto focal de seu desapontamento? O pênis, é claro. O que há de errado com ele? Por que não pode ser maior e mais duro? Por que ele não faz o que fazem os pulsantes órgãos dos livros?

Pode ser que você não ouça os homens fazendo essas perguntas, mas eu as ouço, quase todo dia. Os homens acham que deveriam ter entre as pernas uma lança de trinta centímetros de ferro maciço que pudesse penetrar e martelar durante horas sem fim. Isso não é um pênis, é uma britadeira.

A verdade é que a maioria dos homens medem a si próprios segundo padrões fantasiosos, não reais. Eles interpretam as experiências normais e comuns como se fossem sinais de fracasso pessoal. Na verdade, há uma enorme variação entre os homens no que diz respeito a excitação, capacidade, preferências, padrões de satisfação, e assim por diante. Mas mesmo assim acreditam que exista algo chamado "normal". Preocupam-se achando que cada pequena idiossincrasia sexual que tenham seja um sinal de anormalidade. E mais: se as coisas não acontecem como desejavam, se têm uma experiência decepcionante ou embaraçosa, eles entram em pânico. Como vimos, eles acabam inseguros, e a insegurança cria medo, ansiedade e inibição, que são obstáculos à felicidade sexual maiores que uma turma de operários de construção dentro do nosso quarto de dormir.

A verdade é que todos os homens que conheço uma vez ou outra perdeu a ereção ou ejaculou mais cedo do que gostaria. Todo homem fica em alguma ocasião sem interesse pelo sexo. Todo homem já falhou em satisfazer uma parceira. Os únicos que enfrentam tais eventos com calma, sabendo que são perfeitamente normais, e seguem sem hesitação para o encontro sexual seguinte, são os homens que têm o que chamo de poder do pênis.

Um Toque de Despertar

A parte triste disso tudo é que milhões de homens — da mesma forma que suas parceiras, naturalmente — estão sendo privados da plena satisfação sexual. Nada é mais maravilhoso do que a livre e desinibida expressão de sexualidade. Nada é mais glorioso do que a alegre troca de prazer físico entre dois seres humanos entusiásticos e generosos. Contudo, a julgar pela minha experiência, essa praga de confusão e falta de autoconsciência tem levado muitos homens a ter menos sexo do que gostariam e a gozar do sexo que *fazem* muito menos do que poderiam. O sexo deve ser uma diversão, não uma obrigação. É a luxúria mais barata que existe na vida. Para muitos homens, porém, tornou-se uma tarefa preocupante, uma fonte de tensão, uma carga, como um problema a ser resolvido, um teste que eles têm que enfrentar, quando deveria ser um prazer simples e natural que acaba com preocupações, tensões e cargas.

Como produto da melhor educação médica que os EUA podem oferecer, e como urologista preeminente e atarefado, desejo transmitir a mensagem de que usar seu pênis para o propósito natural a que ele se destina não é apenas um dos maiores prazeres da vida, mas também ótimo para a saúde em geral. É bom para sua disposição e para sua visão da vida; é um tranqüilizante natural sem efeitos colaterais ruins. Os homens sexualmente frustrados tendem a ser tensos e irritáveis; parecem estar sempre zangados com o mundo. Homens que são sexualmente satisfeitos e se sentem bem consigo mesmos como seres sexuais tendem a ter uma visão positiva e uma aparência saudável. Além disso, como simples exercício físico, nada melhor que o sexo. É excelente para o bom funcionamento cardiovascular, beneficia a circulação, estimula o sistema nervoso e a próstata, clareia a confusão mental e revigora o corpo inteiro. Ao contrário do que dizem certos mitos, você não pode gastar seu pênis com atividade sexual, nem pode de nenhuma forma esgotar sua cota de orgasmos. Como homem de ciência, somarei meu julgamento sobre o vigoroso exercício do pênis ao ditado infantil que diz: "Use, use e abuse; se não usá-lo, vai perdê-lo."

Naturalmente, como médico que já tratou de um incontável número de pacientes com Aids e viu muitos deles morrer, eu seria a última pessoa a recomendar a alguém para voltar o relógio para tempos menos complicados. Existe *mesmo* muito perigo por aí. Contudo, não há razão para que essa trágica epidemia deva inibir adultos responsáveis que estejam conscientes dos riscos envolvidos em várias práticas e compreendam o que significa usar o discernimento e os meios necessários de prevenção. Falaremos mais sobre isso nos capítulos seguintes.

O propósito deste livro é ajudar os homens a elevar sua qualidade de vida mediante a plena expressão de sua sexualidade — não com técnicas sexuais esotéricas ou afrodisíacos, ou novas descobertas sobre zonas erógenas, mas por meio de uma premissa bem simples: passar a ficar absolutamente à vontade com seu pênis. Quero eliminar a insegurança e a inibição. Desejo destruir a fraqueza do pênis em todas as suas formas, sejam elas crônicas ou ocasionais, reais ou imaginárias. Desejo desmistificar o pênis, apagar toda a mitologia que o cerca, e fortalecer os homens para que desfrutem de cada gota de prazer que seu maravilhoso órgão se destina a proporcionar. E desejo ajudar as mulheres a se tornarem conhecedoras dos cuidados aos pênis que elas buscam para sua própria satisfação.

O livro ajudará você a se tornar superpotente. Com isso não pretendo dizer o que você pode estar esperando. Não quero transformá-lo numa espécie de garanhão estereotipado. Não defino a superpotência segundo os padrões arbitrários de freqüência, endurecimento ou técnica. Isso poderia ser autodestruidor; poderia intimidar os homens ainda mais do que já estão e *aumentar* sua insegurança e a fraqueza do pênis. Por poder do pênis quero dizer conquistar o máximo prazer e satisfação — tanto para você como para sua parceira — como for determinado por seus próprios desejos, padrões e gostos. Quero dizer desfrutar do pleno prazer de seu pênis tratando-o com todo o respeito e apreciação que ele merece. Estou convencido de que isso fará mais pela auto-estima de um homem do que um ano de fins de semana em maratonas de terapia. E acredito que isso fará mais pelo triste estado das relações homens-mulheres do que todos os programas de entrevistas na televisão.

As mensagens básicas que desejo comunicar são as mesmas que dou aos meus pacientes:

- Seu pênis é tão grande quanto *você* acha que ele é; se você pensa grande, você é grande.
- Seu pênis comporta-se da maneira que você lhe diz para se comportar.
- Você é tão potente quanto acha que é.
- Está tudo certo com você. Está tudo certo com seu pênis.

Uma pequena minoria dos homens tem condições médicas que impedem o funcionamento sexual de seu pênis. É importante que você esteja bem-informado sobre essas condições, assim como de outros fatores físicos que podem afetar seu pênis, e falaremos de tudo o que você precisa saber sobre isso nos Capítulos Seis e Sete. Mas a menos que você seja uma dessas exceções, não precisa de cuidados médicos especializados. Não precisa de psicoterapia intensiva. Precisa de fatos, precisa de um curso básico sobre pênis, precisa de uma mudança de atitude, e talvez de algumas dicas de como melhorar seu funcionamento sexual.

Você encontrará tudo isso e ainda mais nos capítulos que se seguem. Quando terminar o livro, terá o que precisa para maximizar a potência do seu pênis e viver o resto da vida como um homem superpotente.

2.

As Personalidades do Pênis

"Ele tem sua própria mente." Ouço isso constantemente de meus pacientes em referência aos seus pênis. Uma das razões pelas quais somos tão fascinados por esse "parceirinho", como o chama um advogado que é meu paciente, é que ele *parece* pensar por si mesmo. Que outro órgão se comporta de forma tão caprichosa e imprevisível? É por isso que falamos sobre ele — talvez até falemos *para* ele — como se fosse uma pessoa. Os homens dizem: "Meu pênis fez isso ou aquilo", como se ele tomasse suas próprias decisões.

Naturalmente, a realidade é exatamente o oposto. Por mais que pareça agir por sua própria vontade, seu pênis não é separado de você. Ele não tem uma mente própria; ele lê sua mente. Não só sua mente, mas também seu coração e sua alma, porque o pênis é um reflexo direto do que você é. Ele reflete seus pensamentos e seus sentimentos mais do que qualquer outra parte de seu corpo. Quando você está para cima, seu pênis também está. Quando você está para baixo, ele também está assim. Quando você se sente forte, vigoroso, criativo e confiante, seu pênis também está forte, vigoroso, criativo e confiante. Quando você se sente cansado, apático, deprimido ou impaciente, seu pênis fica apático, deprimido ou impaciente.

A razão pela qual ele parece ter uma mente própria e às vezes age de forma contrária aos seus desejos é que você nem sempre está em sintonia com o que realmente pensa e sente. Ele tem uma linha direta com seu cérebro. Você não o pode enganar. Se você está zangado, nervoso ou preocupado, e tenta esconder seus sentimentos com uma aparência alegre e sensual, seu pênis sabe da verdade. Se você se sente excitado mas esconde isso por razões sociais, seu pênis saberá a verdade. Se sua parceira o ofende ou magoa, pode apostar que seu pênis agirá magoado ou ofendido, não importa o quanto você tente esconder seus sentimentos. Se sua parceira adora você, elogia você e deseja você, seu pênis responderá de acordo, mesmo que você não ache que esteja com disposição. De certa forma, o comportamento de seu pênis é um barômetro mais apurado para indicar quem você é em qualquer momento em particular do que a avaliação de sua própria consciência.

O comportamento de seu pênis é um reflexo apurado de sua personalidade básica. Como os olhos, o pênis é um órgão expressivo. Ele incorpora sua personalidade. É por isso que, ao longo dos muitos anos em que venho examinando pênis e conversando com os homens aos quais eles estão ligados, tenho observado uma correlação definida entre como os homens se comportam sexualmente e como se comportam em geral. Homens com uma imagem negativa do próprio pênis tendem a ter uma baixa auto-imagem geral, enquanto homens com uma imagem positiva do pênis vêem a si mesmos sob uma luz positiva. Para resumir, nós geralmente nos comportamos no quarto de forma bem parecida com a forma com que nos comportamos na sala, no escritório, na fábrica, na rua ou em qualquer parte.

No restante deste capítulo descreverei algumas das personalidades básicas de pênis que tenho encontrado em meus vinte anos de prática em urologia. Não se trata de características mutuamente exclusivas; qualquer homem em particular pode compartilhar várias delas, ou mudar de uma para outra de acordo com as circunstâncias. Você pode querer ver quais as que se aplicam a você;

e as mulheres podem querer encaixar os homens que elas conhecem nas personalidades da lista.

Vamos começar com as personalidades positivas de pênis. Trata-se de características dignas de admiração. Todo homem deve aspirar a essas características e fazer tudo o que puder para seguir seu exemplo.

PERSONALIDADES POSITIVAS DE PÊNIS

A Personalidade do Pênis Perceptivo

Esse é um homem compreensivo com um pênis compreensivo — que tem empatia com as mulheres em geral e com sua parceira em particular. Ele responde generosamente às necessidades da amante e capta intuitivamente os desejos e sentimentos que ela nem chega a exprimir. É como se seu pênis fosse um periscópio, esticando a cabeça acima da superfície até a luz, onde ele pode ter acesso à atmosfera psicológica.

A Personalidade do Pênis Persistente

Esse homem não aceita derrota. Quando deseja alguma coisa ele a persegue com determinação, não aceitando um não como resposta até que esteja absolutamente certo de que "Não!" é de fato o que significa. Ele persiste com inteligência, diplomacia e persuasão, não como uma peste, um importuno ou um violentador. E na cama persegue o nível de *performance* e satisfação que ele e sua parceira desejam.

A Personalidade do Pênis-para-toda-obra

Esse rapaz está sempre ligado, sempre pronto para a ação. Não importa sua idade, ele é dinâmico, jovem e energético. Gosta de atenção e a procura, mas de uma forma simpática e carinhosa, sem arrogância ou irritação. Constatei que as mulheres gostam de homens com essa personalidade. Ele é divertido, é excitante, e seu pênis está sempre pronto para outra.

A Personalidade do Pênis Pensativo

Um caricaturista pode representar esse pênis com uma camisinha de *tweed* e óculos de aros grossos. Ele gosta de pensar em tudo. É inteligente, bem-informado e esclarecido sobre qualquer coisa, o que faz dele um parceiro inteligente que tenta saber tanto quanto puder sobre sexo e sobre a mulher com quem está. Experimenta novas formas de proporcionar prazer a si mesmo e à amante. Porém, um aviso: se esse tipo se torna calculista *demais*, poderá perder muita diversão, porque pensa quando deveria estar sentindo.

A Personalidade do Pênis Filantrópico

Esse homem de alma generosa não conhece maior satisfação do que proporcionar prazer à companheira. Quando não está envolvido numa relação de longo prazo, ele é atraído pelas mulheres solitárias e carentes de conforto ou consolo, ou pelo tipo de românticas que foram magoadas por homens rudes e suspiram por alguém mais generoso e carinhoso. Ele dá a essas mulheres uma experiência sexual emocionalmente rica. Mas ele deve ter cuidado com uma coisa: não ficar tão preocupado em satisfazer à parceira a ponto de negligenciar seus próprios desejos e necessidades.

A Personalidade do Pênis Pacífico

Um homem calmo cujo pênis é relaxado apenas no sentido psicológico. Ele se comporta com uma dignidade serena e seleta. Não é complacente, nem apático ou indiferente. Simplesmente não exige demais e é capaz de extrair prazer de qualquer coisa que a vida ofereça. Ele tende a ser um amante gentil, terno, mas ao mesmo tempo altamente passional.

A Personalidade do Pênis Pioneiro

O nome dele é versatilidade, o jogo dele é a imaginação. Ele é um pioneiro, sempre disposto a tentar alguma coisa nova no espírito da aventura e do divertimento. Adapta-se a condições inesperadas com facilidade e prazer, mesmo a um encontro inesperado com uma parceira mais voraz (ou mais relutante) do que ele esperava, ou um local imprevisto, como o banheiro de um avião ou um quartinho de depósito. Como me disse uma paciente: "Se as laranjas estão em alta na terça-feira, é bom você ter laranjas para vender. Se na quarta-feira todo mundo quer bananas, é bom você ter um caminhão de bananas." Se você é uma mulher com inclinações esotéricas ou atração por coisas novas, esse é o seu homem.

A Personalidade do Pênis Brincalhão

É o tipo festeiro: alegre, energético, talvez um pouco malicioso. É cheio de surpresas. Pode arrebatar sua amante quando ela menos espera ou aparecer no escritório dela e raptá-la para passar a tarde num motel. Se pênis fossem automóveis, ele teria carros esportes. Sempre pronto a gargalhar, ele nunca leva a si próprio ou a seu pênis demasiadamente a sério. Pode contar uma piada no meio do ato de amor sem perder o ritmo. Para ele, uma mulher com senso de humor tem a atração sexual de uma modelo de revista masculina, e seu próprio humor é uma zona erógena.

A Personalidade do Pênis Precoce

Esse é o jovem que despertou cedo para a sexualidade; sabe o que fazer e como fazer bem antes dos outros. Se já é maduro o suficiente para aproximar-se do sexo responsavelmente, ele pode ser tão ativo que deixa seus colegas loucos de inveja. Ele não tem uma gota de timidez. As mulheres mais velhas podem sentir-se culpadas pelo que sentem por ele. Não que ele seja necessariamente atraente; apenas tem aquele algo que provém da confiança do pênis. E a precocidade não é limitada apenas aos muito jovens. O homem maduro pode ter a personalidade de pênis precoce se ele for sincero e muito pessoal. Ele torna suas intenções conhecidas, uma característica que pode ser detestável nas mãos erradas, mas que é encantadora nas dele. As mulheres podem ficar chocadas no primeiro momento, mas logo se recuperam e passam a achá-lo reanimadoramente objetivo.

A Personalidade do Pênis Apaixonado

Rhett Butler, o personagem de Clark Gable em "...E o Vento Levou", e o Príncipe Encantado são seus ídolos. É um amante adorável, com um entusiasmo ilimitado pela vida e pelo amor. Emocional, ardente e vigoroso, ele gosta de grandes gestos e atitudes nobres. Envia flores, derrama cumprimentos, declama poesias, dança de rosto colado — e está sempre sendo sincero. Lembra-se dos aniversários, e quando esquece penitencia-se de forma magnífica. Costuma ter um apelido inteligente para seu pênis, algo como Lancelot, e considera-o um amigo fiel e um aliado confiável a serviço do amor. As mulheres o acham irresistível. Ele é tão sensível quanto forte.

A Personalidade do Pênis Prodigioso

Seu pênis pode ser ou não prodigiosamente grande, mas ele pensa e age como se o fosse. Esse homem não tem apenas uma libido energética, tem também um coração enorme e uma alma generosa. Vê a si mesmo como possuidor de grande generosidade, e dá tudo de si mesmo liberalmente, sabendo que será reabastecido em retorno. Está pronto para o sexo a qualquer hora, em qualquer lugar. Homem de pênis de grande dadivosidade, ele é capaz de extrair o máximo prazer de qualquer situação. As mulheres são atraídas por ele, às vezes por razões que elas mesmas não sabem explicar. É um tipo sensual.

Essas personalidades positivas de pênis estão todas incorporadas na personalidade ideal de pênis: o homem superpotente, que descreverei no próximo capítulo. Primeiro vamos ver o que, em meu julgamento clínico, são personalidades negativas de pênis. Essas devem ser evitadas. Se você possui algumas dessas características, desejará trabalhar para superá-las, porque elas inibem a plena expressão do poder do seu pênis.

PERSONALIDADES NEGATIVAS DE PÊNIS

A Personalidade do Pênis Miúdo

Esse homem pensa pequeno. Ele acha seu pênis minúsculo e tem de si mesmo, psicologicamente, a imagem de um homem pequeno. Pode tentar compensar sendo um tubarão nos negócios ou dirigindo carros fantásticos, mas vê a si mesmo e a seu pênis pelo lado errado do telescópio. Na verdade, as chances de que seu pênis seja realmente menor do que o normal são microscópicas.

A Personalidade do Pênis Pessimista

Esse sujeito é caidão, e seu pênis reflete isso. É do tipo “o copo está meio vazio”, que se aproxima de qualquer atividade achando que não vai dar certo. Isso inclui sexo. No fundo ele acha que se conseguir um jeito de levar uma mulher para a cama seu pênis não será grande o bastante ou não ficará duro o bastante, ou que ele não o fará durar o bastante. Nem é preciso dizer que seus tristes prognósticos geralmente se confirmam.

A Personalidade do Pênis Petulante

Rude e insolente, esse sujeito beligerante quer enfiar seu pênis onde não é desejado ou ainda não se está pronto para recebê-lo. Ele tem que obter as coisas dessa maneira; se sua parceira hesita em atender às suas exigências, ele age como se estivesse sendo insultado. E se as coisas não funcionam é sempre culpa da outra pessoa.

A Personalidade do Pênis Promíscuo

Ele está sempre em busca de novas conquistas. Muito inseguro, precisa sempre fazer novas marcas no cabo da espingarda, mesmo se for casado. Dispensável dizer que, na era da Aids, é perigosa a convivência com o homem com esse caráter nada seletivo. Sou a favor de uma vida sexual aventurosa, e se a variedade é o tempero de sua vida, melhor para você. Mas advirto aos meus pacientes que, como um eletrodoméstico, estão sempre prontos para ligar-se em qualquer coisa a qualquer hora, que em longo prazo o discernimento lhes proporcionará menos complicações e mais prazer.

A Personalidade do Pênis Fóbico

Imagine um pênis tremendo assustado dentro das calças e espiando através do fecho ecler para ter certeza de que pode sair com segurança. Essa personalidade tem aversões irracionais. Sexualmente falando, a fobia pode ser a certos odores, ou a pêlos pubianos, seios grandes, quartos trancados, ao escuro, ou a centenas de outras coisas. Ele pode ficar petrificado ante as doenças — não apenas adversários imbatíveis como o vírus HIV, que causa a Aids, mas qualquer germe concebível no ambiente. Ele pode ficar apavorado com vaginas, temendo que uma o agarre como uma planta carnívora (isso não é exagero; tenho atendido a muitos pacientes com essa estranha fobia). Qualquer tipo de medo irracional pode impedir esse tipo de desfrutar sexo, assim como o acrofóbico evita edifícios altos.

A Personalidade do Pênis Exigente

Ele é tão obstinado e intolerante que tira todo o prazer de usar o seu pênis. Tudo tem que estar exatamente assim e assado antes que ele possa funcionar. Sua parceira tem que ser de tal altura e de tal porte e fazer as coisas da maneira que ele quer, não importa o que ela deseja. Ele faz apenas um número limitado de carícias. Quando o atendo como paciente, acho-o irritante ao extremo. "Não me confunda com os fatos", eis sua atitude, mesmo quanto à própria saúde.

A Personalidade do Pênis Bate-estacas

Essa máquina se aproxima da vagina como um sujeito usando a britadeira diante da sua casa às sete da manhã. "Plam, bam, obrigado, dona", é seu discurso. Desajeitado e rude, ele não tem tempo para romance ou carícias preliminares. Ele mete, afunda e soca, e às vezes realmente machuca suas parceiras. Isso não quer dizer que seja sádico ou maníaco. Ele pode, na verdade, ser um tímido. Mas quando está excitado, cuidado! Se ele tiver sorte apanha qualquer uma que goste de sua abordagem (e pela minha experiência, há, realmente, gosto para tudo), mas qualquer mulher que se veja com um bate-estacas deve acalmá-lo bem antes de ir para a cama, a menos que goste de se sentir como um trampolim.

A Personalidade do Pênis Pervertido

Não é minha função classificar nenhum ato sexual como perversão. Pela minha experiência, a perversão de um é o prazer de outro, e desde que ninguém seja machucado ou abusado não tenho objeções filosóficas ou médicas a qualquer ato consentido entre adultos. Dito isso, tenho observado uma personalidade de pênis que só é atraída a atos que estão nos limites. Ele é excitado por coisas que a maioria das pessoas recusa, e sua parceira tem que ser seduzida ou coagida a participar. Ele me lembra a esposa no filme de Woody Allen *Tudo que você sempre quis saber sobre sexo (mas tinha medo de perguntar),* que só conseguia fazer sexo em lugares públicos, onde havia risco de ser vista.

A Personalidade do Pênis Pomposo

"Olhe para mim. Não sou demais?", proclama esse tipo. Acredito em orgulho do pênis; todo homem deve ter isso. Mas esse sujeito descamba para o puro narcisismo. É aquele fanfarrão de vestiários masculinos que conta histórias grosseiras sobre suas conquistas e façanhas prodigiosas. Mesmo que suas proezas fossem verdadeiras, o que é raro, sua maneira é tão ofensiva que os ouvintes acham que ele é um mentiroso. Da mesma forma que os milionários raramente alardeiam suas fortunas, homens de pênis realmente poderosos não se jactam de suas conquistas sexuais. Esse tipo arrogante e presunçoso também se apresenta às mulheres de forma enganosa. Ele chega como uma dádiva divina, prometendo uma noite gloriosa, mas nem sempre dá conta do recado. O pênis é um grande estabilizador; é a parte mais honesta da anatomia do homem.

A Personalidade do Pênis Profissional

Temos aqui o prostituto e o gigolô, de estilos de vida bem doentios, para se dizer o mínimo, mas de personalidades interessantes. Eles são tão confiantes em sua sexualidade a ponto de serem pretensiosos ou arrogantes, e sabem como usar seu poder. Ponho também o proxeneta nessa categoria. Tenho tratado de muitos proxenetas ao longo dos anos e constatei que muitos deles são fascinantes, mesmo apresentando um comportamento reprovável. Eles têm a excepcional habilidade de hipnotizar as mulheres. Apesar de extremos maus-tratos e exploração, suas mulheres parecem gostar de levar dinheiro para casa e fazer sexo com eles depois de uma longa noite servindo os clientes. Lidando com esses homens, muitas vezes desejei que sua atitude positiva quanto ao pênis pudesse ser transmitida a homens que poderiam fazer melhor uso dela.

A Personalidade do Pênis Substituto de Emergência

O que o excita é o sexo clandestino com uma mulher que esteja enganando o marido ou o amante. Ele é um reserva, o sujeito que dá telefonemas furtivos e faz convites sexuais quando o titular está fora da cidade. Ou tem casos passageiros com mulheres abandonadas que necessitam de companhia até que surja um novo relacionamento verdadeiro. Ele raramente tem um relacionamento mais longo satisfatório, e embora possa divertir-se quando está no jogo, sente-se sozinho no banco de reservas.

A Personalidade do Pênis Devoto

Ele pode ser padre, pastor, rabino ou mulá, ou um leigo devotado tentando assiduamente agir de acordo com as escrituras. Em minha experiência clínica, homens que se abstêm do sexo por causa de crenças religiosas tendem a ser atormentados por conflitos. Como cientista, é difícil para mim compreender como um homem pode reprimir os impulsos sexuais normais sem sofrer conseqüências debilitantes. Fisiologicamente, eles têm as mesmas necessidades de todo mundo. Contudo, muitos homens pios são capazes de manter seu pênis em reclusão e cumprir seus votos enquanto demonstram alegria e tolerância para aqueles com atitudes mais liberais. Esses homens merecem e têm meu respeito. Mas o homem que luta para reprimir sua sexualidade e se ressente por ter que carregar esse peso é digno de pena. E o devoto hipócrita que saracoteia com piranhas enquanto ameaça os "pecadores" com fogo e enxofre não merece nem respeito nem piedade.

A Personalidade do Pênis Sonhador

Como um adolescente perpétuo, ele vive num mundo de sonhos onde ele é uma combinação de Sean Connery e Long Dong Silver, onde mulheres perfeitas anseiam por ele e ele satisfaz todos os seus desejos. Na verdade, o único sexo satisfatório que ele tem está acima do seu pescoço; sua mente é proibida para menores, mas seu pênis pode ser liberado para o horário infantil. Quando encontro homens assim, tento convencê-los a ter orgulho daquilo de que Deus os proviu. Se eles usarem inteligentemente o que têm e aceitarem com gratidão as oportunidades sexuais reais que lhes surgem, não precisarão viver para fantasias que nunca se tornarão realidade.

A Personalidade do Pênis Farmacêutico

Alguns homens precisam medicar a si mesmos antes que possam ter sexo satisfatório. Geralmente, isso inclui alguns drinques, um tranqüilizante, ou umas poucas tragadas de maconha para perder a inibição. Outros não acham que *precisem* das drogas em si, mas preferem assim; eles buscam as substâncias químicas para ampliar a sensação, mesmo que a droga escolhida seja cocaína, anfetamina, ou o que for. Esse tipo tende a tornar-se dependente de substâncias com efeitos colaterais nocivos. Em longo prazo seu poder do pênis fica debilitado. Tento convencê-los de que o benefício das drogas e do álcool são ilusórios e de que eles podem funcionar perfeitamente sem tal ajuda.

A Personalidade do Pênis Zangado

Esse sujeito é zangado com o mundo, ou talvez apenas com a metade do mundo: as mulheres. Ele não pode suportar rejeição — o que lhe acontece muito — nem emoções honestas. Quando as coisas dão errado é por erro de alguém, menos dele. Sexualmente, sua hostilidade pode manifestar-se de inúmeras formas. Ele pode satisfazer a si mesmo sem a reciprocidade da parceira; pode forçar a parceira a fazer coisas que ela não queira fazer; pode prometer o que for preciso para levar alguém para a cama, então alardeia suas mentiras e vai embora; pode ferir sua parceira intencionalmente e fingir que foi um acidente. Uma vez que no contexto de um bom relacionamento o sexo pode ser uma terrível forma de botar para fora a raiva e a frustração, advirto as mulheres para que evitem homens para os quais o sexo é apenas um escoadouro para a hostilidade.

A Personalidade do Pênis Queixoso

É o tipo calculista que soma o que recebe e o que dá, e avalia os resultados de acordo com sua versão de justiça. Sou a favor do saber perder quando se refere a sexo. Contudo, o pênis queixoso tem seu próprio código e seu próprio método de calcular. E quando acha que está em desvantagem, ele logo cobra: “Fiz isso e aquilo por você, agora você tem que fazer isso e aquilo por mim.” Para minha surpresa, uma real disputa pode ocorrer: um de meus pacientes levou a mulher aos tribunais por negar a ele o direito a sexo melhor e mais freqüente. Ela contestou, alegando que ele se descuidara do próprio físico e era um ejaculador precoce crônico.

A Personalidade do Pênis Medíocre

A posição papai-mamãe foi feita para ele. Ele não tem imaginação, faz sexo mecanicamente, sem qualquer espontaneidade — o equivalente sexual de uma câmera automática que faz tudo que é programada para fazer. Tem suas rotinas cuidadosamente organizadas, e se sua mulher sugere terminar a festa fazendo amor sobre a mesa da cozinha, ele fica achando que ela está lendo romances demais. Sempre tento, normalmente em vão, convencer esses sujeitos a se soltarem.

A Personalidade do Pênis Político

Um camaleão com uma habilidade infalível para dizer a você o que você quer ouvir, ele altera sua personalidade para agradar a cada eleitor em potencial. Mas raramente cumpre sua plataforma de campanha. Se esse tipo está numa posição de poder, ele não hesitará em usar seu *status* para servir seu pênis, ou a usar o pênis para fortalecer sua posição. Se puder usar o sexo para obter poder, ele o fará com prazer, e se puder levar para a cama uma mulher crédula e ambiciosa prometendo a ela uma poltrona de camarote nobre — ou ameaçando transferi-la para a galeria —, não hesitará um segundo. Para ele, o assédio sexual faz parte da lei das selvas.

A Personalidade do Pênis Cansado

Não há dúvida. Esse sujeito está precisando de longas férias. Ele está cansado, consumido e mole, e seu pênis também está assim. Muitas mulheres se queixam a mim sobre isso mais do que qualquer outra coisa. Tipicamente, os maridos são de meia-idade, trabalham muito e são profissionais estressados — advogados, executivos, até mesmo alguns colegas médicos. Eles trabalham muitas horas por dia, carregam responsabilidades demais, e não têm tempo para a forma mais antiga e mais simples de rejuvenescimento. Se existisse uma maneira de fazer amor enquanto negociam com clientes ou fecham um negócio, eles fariam isso com mais freqüência, mas quando voltam para casa, para as esposas, eles mal conseguem levantar os dedos, muito menos seu pênis. Costumo dizer a esses homens: "Se você não tiver tempo para o sexo, é porque está trabalhando demais."

A Personalidade do Pênis Preocupado

Quando o homem de personalidade cansada não está cansado, ele está preocupado. Esse sujeito faz amor com o piloto automático ligado; sua mente está sempre em algum outro lugar onde não deveria estar. Deveria estar em seu pênis, seus lábios, suas mãos, ou em qualquer parte do corpo de sua amante. Em vez disso, sua mente está no escritório ou no jogo de futebol, e ele está perdendo o melhor esporte do mundo que não é televisionado.

A Personalidade do Pênis Paranóico

Esse sujeito é tão desconfiado que, quando uma mulher está querendo ir para a cama com ele, fica achando que ela tem algum motivo oculto. O que ela *realmente* quer?, pensa ele. Se conseguir superar essa desconfiança, ele ficará preocupado com o pai dela, a colega de apartamento dela, o ex-marido dela, o gato dela, ou qualquer outra coisa que ele veja como ameaçadora. Sua amante pode mostrar-lhe um atestado médico negativo do melhor hospital do país e ele ainda permanecerá preocupado com os germes que poderá pegar dela. Ele acha que Deus fez as doenças sexualmente transmissíveis exatamente para que peguem nele. Infelizmente, ninguém com tanto medo assim pode satisfazer sua capacidade sexual.

A Personalidade do Pênis Mimado

Essa prima-dona sente-se merecedora de tratamento especial. Você fica esperando que o pênis dele se levante e cante esse trecho da canção *Funny Girl*: "Faça por mim, compre para mim, suspenda-me, carregue-me." Agora, acredito que o pênis *deve* ser bem tratado. Ele *deve* ser o centro da atenção. Mas pedir para ser mimado sem oferecer reciprocidade ou gratidão não é um sinal de poder positivo do pênis.

A Personalidade do Pênis Procrastinador

Por que fazer sexo aqui e agora quando você pode deixar para amanhã? Esse é o procrastinador. Nunca é a hora certa, o lugar certo ou a parceira certa. Se ele quer alguém, dará um jeito de ficar sem procurá-la por tanto tempo que ela provavelmente vai esquecer que ele existe. O procrastinador não é preguiçoso, ele tem medo. Ele tem tanto pavor de que seu pênis falhe que não consegue empurrar a si mesmo para enfrentar o desafio.

A Personalidade do Pênis Pródigo

Não há jeito de você gastar seu pênis usando-o para os propósitos a que se destina. Mas satisfazer demais o pênis pode prejudicar outras partes do corpo. A personalidade pródiga é dada à dissipação. Ele é extravagante e incontidamente auto-indulgente. Naturalmente, trata-se de termos relativos: o que é prodigalidade para um homem idoso ou enfermo pode ser inofensivamente excitante para um sujeito jovem e saudável. Mas quando você segue seu pênis a ponto de não comer ou dormir apropriadamente, ou negligenciar o trabalho ou a família, então você passou do limite.

A Personalidade do Pênis Possessivo

"Se você dorme comigo, eu sou seu dono." Essa é a atitude da personalidade possessiva. Ele não quer uma amante, quer uma escrava. Fazer algumas exigências e insistir em fidelidade não são sinais de fraqueza. Mas esse tipo quer dominar e controlar a vida e todos os aspectos da sexualidade de sua parceira.

A Personalidade do Pênis Pornográfico

Não tenho nada contra a pornografia, se é esse o seu gosto. Como forma ocasional de dar mais tempero a um relacionamento, ela pode ser útil e pode ser divertida. Mas o pênis pornográfico *necessita* de material erótico para animar-se. Para ele, um corpo macio não é tão estimulante quanto um filme ou um trecho erótico de um livro. Em geral, minha atitude quanto a isso é a seguinte: desde que excite você, está tudo bem, médica e eticamente. Mas sempre advirto a meus pacientes que façam o máximo da realidade em vez de contar demais com a fantasia.

Como sugeri antes, reduzir o número e a intensidade dessas características negativas e imitar os atributos positivos do começo do capítulo é o objetivo que gostaria que os homens buscassem. Se você seguir os conselhos do resto deste livro, isso é precisamente o que você conquistará. Mas ainda não descrevi a aspiração final, a personalidade do pênis que se eleva acima dos demais: o homem superpotente. Ele merece um capítulo para si próprio.

3.

O Homem Superpotente

Como cirurgião urológico, tenho tido acesso a detalhes íntimos da vida de dezenas de milhares de pacientes. Além disso, outros homens — colegas, amigos e membros da família — têm tirado vantagem da minha curiosidade e da minha qualidade profissional para discutir sua vida sexual. Toda essa experiência me habilitou a desenvolver um retrato de uma personalidade de pênis especial: o homem superpotente. Enquanto descrevo seus atributos, você poderá surpreender-se pensando: "Não posso ser assim. Nunca serei esse tipo de homem." Ao que eu digo: bobagem! Na verdade, são somente esses pensamentos negativos que podem impedir que você expresse todo o poder de seu pênis. A meu ver, a superpotência é um direito inato. Ela deve ser vista como o estado natural das coisas, e não a exceção. Qualquer homem pode conquistar esse poder, e quando terminar este livro você deverá estar bem a caminho disso. Como poderá ver, a superpotência é conseqüência do pensamento positivo sobre você mesmo, de seu pênis e de sua sexualidade.

Alguns homens dominam a atenção. Eles enchem o salão. Fazem as cabeças se voltarem. Eles são magnéticos. Os homens fortes os vêem com admiração e respeito, enquanto os fracos podem se espantar ou ficar intimidados. As mulheres ficam fascinadas com um homem assim. Elas reconhecem seu poder, estejam ou não conscientes disso. Elas tendem a ser fisicamente atraídas por eles. Se elas estão disponíveis para sexo ou romance, ele é um forte candidato. Ele inspira fantasias. Esses homens têm algo diferente. Você pode chamar de presença, de atração sexual ou apenas de *aquilo*. Eu chamo de poder do pênis.

Primeiro, deixe-me estabelecer inequivocamente que o poder do pênis não se refere a aparências ou *status*. Os homens superpotentes não são necessariamente bonitos no sentido clássico. Eles não precisam ser bonitões. Eles não teriam necessariamente que passar no teste para um calendário de atletas. Eles *podem* ser classicamente simpáticos, mas isso não é um requisito obrigatório. Há homens bonitos com e sem poder de pênis. Há homens feios com e sem poder de pênis. Obviamente, o homem que tem tanto superpotência como boa aparência tem muito mais a seu favor. Mas, entre um homem bonito sem aquilo e um homem feio que tem aquilo, é o último que atrairá mais mulheres e levará uma vida mais satisfatória em geral.

Veja certos artistas de cinema que são considerados sexualmente atraentes; alguns deles não são o que se poderia chamar de fotogênicos. Por exemplo, o ator francês Gerard Depardieu. Ele é um sujeito pesadão com uma bela barriga, uma cara de bolacha e um nariz exagerado. Mesmo assim, ninguém pode negar sua atração sexual. Não conheço o homem, mas aposto que ele possui um grande poder do pênis. Ou olhe para Jack Nicholson. Ele é meio calvo, barrigudo, tem sobrancelhas esquisitas, e um rosto que nenhum escultor grego usaria como modelo. Mas ele tem algo que as mulheres acham irresistível. Temos também o produtor Carlo Ponti. Há trinta anos, ele era um homem baixinho, calvo, de aparência comum, o último homem que você esperaria ver com uma mulher linda, talentosa, voluptuosa e *sexy*. Mas Ponti casou-se com Sophia Loren, talvez a mulher mais desejada do mundo naquela época, e permanece casado com ela.

Há também inúmeros exemplos de homens bonitos que satisfazem qualquer critério estético mas não atraem a atenção e não são necessariamente *sexy*. Lembro-me do dia em que um incrível espécime masculino entrou em meu consultório. Ele era um atleta profissional com um corpo de sólidos músculos e uma cara que você esperaria ver numa capa de revista para executivos. Achei que era o tipo de sujeito que teria qualquer mulher a seus pés. Então provoquei as secretárias, perguntando-lhes quem gostaria de sair com ele. Nenhuma quis. "Está tudo do lado de fora", explicou uma delas. "Ele simplesmente não tem aquilo." O fato é que a superpotência não tem a ver com aparências; qualquer homem que desenvolver o poder do pênis descobrirá que ele se sentirá melhor consigo mesmo e seus atributos físicos de repente serão mais atraentes.

Tampouco tem a ver com fortuna ou posição social. Os homens superpotentes tendem a ser relativamente bem-sucedidos em suas profissões, porque suas qualidades pessoais favorecem a vitória, mas nem todos são ricos e com *status*. É verdade que muitas mulheres são atraídas por certos homens somente porque são ricos e poderosos, mas essa atração é muitas vezes superficial e não se traduz no verdadeiro poder do pênis. Uma vez que seu carro espetacular esteja estacionado em sua garagem em Beverly Hills, o terno de dois mil dólares esteja pendurado no armário e as roupas de baixo de seda sejam removidas, o homem rico pode ser menos potente do que o tenaz artista em seu pequeno estúdio ou o operário de fábrica em sua casa humilde. A prosperidade do pênis vem de dentro. A única forma de abundância que realmente conta é a *atitude* de abundância, tanto quanto a si próprio como à sua própria sexualidade.

Conto entre meus pacientes e conhecidos algumas das pessoas mais ricas e mais influentes da sociedade. Muitos deles têm poder do pênis em abundância, mas alguns só têm poder em seus escritórios e sofrem de fraqueza do pênis e inseguranças pessoais. Ao mesmo tempo, tenho conhecido homens comuns que levam uma vida humilde mas são superpotentes da cabeça aos pés. O poder do pênis não vem de mansões, iates e jóias. Provém do coração e da alma do homem. E é muito mais valioso do que carros luxuosos; na verdade, não tem preço.

O poder do pênis relaciona-se a qualidades *interiores*. O que conta são as características primárias dos homens superpotentes. Elas estão tanto nos ricos quanto em quaisquer outros homens. Sugiro que enquanto você estiver lendo sobre elas, pergunte a si mesmo em que extensão você possui essas características. Quando se vir em falta, tome como principal objetivo desenvolver essas características em você mesmo como parte de seus esforços para maximizar seu poder do pênis.

O Homem Superpotente Emana Autoconfiança

Isto pode ser o atributo mais importante. Para ser um homem com poder do pênis você tem que acreditar em si mesmo. Precisa sentir que pode conseguir qualquer coisa que ponha na cabeça. Os homens superpotentes sabem quem eles são, aceitam quem são, e gostam de quem são. Eles se sentem bem quanto a si mesmos e seu lugar no mundo. Eles têm um certo contentamento que você não vê em homens que são atormentados pela insegurança. Ao mesmo tempo, não descansam sobre os louros. São curiosos da vida. Amam novos desafios e novas aventuras, e perseguem esses interesses e ambições com paixão e convicção.

O Homem Superpotente Expressa Seu Pleno Potencial

Costumo perguntar aos homens: "Quais são as coisas que você nunca fez mas gostaria de fazer?" Tenho verificado que os homens superpotentes quase sempre precisam pensar antes de responder. Podem então mencionar uns poucos itens, mas fazem isso com uma evidente ausência de preocupação, ao contrário da urgência e o remorso expressados por homens com grandes desejos não satisfeitos. Os homens superpotentes não desejam ter feito coisas diferentes das que *fizeram*. Em sua maior parte, eles atingiram as metas que fixaram para si mesmos num determinado estágio de sua vida porque vivem à altura de seu potencial em qualquer aspecto.

Essa atitude foi mais bem expressada por um colega meu, um sujeito de enorme poder do pênis, ao que me parece. Certa manhã bem cedo, estávamos subindo num bondinho de esqui quando lhe perguntei se havia algo que ele nunca fizera mas desejaria fazer. O ar estava cristalino e o céu muito azul. Raios dourados de sol dançavam nas colinas brancas. Meu amigo apreciava o cenário glorioso enquanto refletia em silêncio. Por fim, disse: "Há certas coisas que ainda gostaria de fazer. Mas se eu morresse hoje, não teria arrependimentos." O fato é esse: os homens superpotentes conseguem ser tudo o que querem ser, assim como os sargentos proclamam as ameaças de tudo que poderão fazer.

O Homem Superpotente Tem Forte Auto-estima

Ao contrário de homens que *parecem* ser autoconfiantes mas na verdade têm egos frágeis, os homens superpotentes não precisam de constantes reafirmações de outras pessoas. Eles são seguros de si mesmos. Não precisam fazer muita força para provar seu valor ou exibir seu poder do pênis. Eles são orgulhosos, mas não são narcisistas ou arrogantes. Isso não significa que você tenha que ser cego às suas fraquezas. Homens com poder do pênis são seguros o bastante para verem a si mesmos honestamente, com verrugas e tudo. Se você tem esse tipo de auto-aceitação básica, você poderá acomodar suas imperfeições e fraquezas humanas sem negação ou supercompensação, e sem sucumbir a sentimentos de desvalorização.

O Homem Superpotente É um Pensador Positivo

O copo dele está cheio pela metade, e não vazio pela metade. Cada situação pode ser interpretada de inúmeras maneiras: você pode escolher entre ficar dando voltas chapinhando pelas águas sombrias de sua mente ou nadar livremente onde a corrente de pensamentos flui para um lugar melhor. Isso não significa que você deva ser uma Poliana, pondo uma máscara de felicidade nas tragédias. Não significa embarcar no cinismo ou no desespero. Não importa com o que estejam lidando, os homens com poder do pênis enfrentam as coisas como elas se apresentam, descobrem o que é mais útil ou esperançoso na situação e tomam providências para virá-la a seu favor. Você deve ser audacioso em suas aspirações e impaciente com os negativistas.

O Homem Superpotente É um Vencedor

Ponha seu coração e sua alma em todas as buscas. Os homens com poder do pênis tendem a gostar de competição de uma forma saudável. Eles gostam de chegar primeiro, mas são bons desportistas quando perdem, porque sabem que deram o máximo e seu valor próprio não depende em ser sempre o número um. Eles aprendem a encarar os desafios não apenas para atingir uma meta, mas também pelo simples prazer da busca em si mesma; uma experiência satisfatória pode ser tão importante quanto um resultado favorável. Tudo o que importa é que eles fazem o melhor que podem fazer. E quando as coisas vão mal, os homens superpotentes dão meia volta depressa; eles não vêem reveses como fracassos. Avaliam suas ações com honestidade e clareza, aprendem com seus erros e recolhem os pedaços com estimulante determinação.

O Homem Superpotente É Corajoso

O homem superpotente é o sujeito que você quer ao seu lado quando o caminho está ameaçador. Eles são fantásticos quando sob pressão. Mantêm a serenidade e não hesitam em assumir a liderança numa crise. Seja você um líder ou não no sentido normal do termo, isso não importa. Você pode não estar numa posição de autoridade, mas se o caminho está ameaçador, você desejará ser aquele que sabe transformar o medo e a tensão em motivação positiva e em ação efetiva.

O Homem Superpotente É Emocionalmente Equilibrado

Eles têm pouca ansiedade e raramente são atingidos por problemas de nervosismo e insônia. Não são propensos a medos irracionais ou animosidades mesquinhas. Raramente ficam deprimidos. Claro, se a vida lhes prega uma peça, é normal ficar triste. É normal ser vulnerável, e ser afetado por perda e tristeza. Mas se você é um homem com poder do pênis, não ficará caído dentro de si mesmo ou alimentará rancor contra o mundo, e não se deixará sentir como uma vítima.

O Homem Superpotente É Feliz

Eles gozam a vida em sua plenitude. Faça você o que fizer, seja onde for, esteja plenamente ali. Extraia toda a riqueza do presente momento. O poder do pênis normalmente se traduz em um bom senso de humor. Não que você tenha que ser engraçado ou uma estrela cintilante. Na verdade, você pode ser quieto e reservado. Mas os homens superpotentes têm um certo vislumbre que diz: "Não levo a mim ou a vida demasiadamente a sério." Se você aprender a apreciar as ironias e os absurdos da vida, pode achar tanta graça de suas próprias fraquezas como acha de uma boa piada.

O Homem Superpotente É Bem-informado

Ao contrário dos homens unidimensionais, os superpotentes extraem prazer de todos os aspectos da vida, aprendendo a aproximar-se de cada atividade com espírito de excitação, entusiasmo e apreciação.

O Homem Superpotente Tem Relacionamentos de Qualidade

Isso vale tanto para sua vida profissional como pessoal. Como todos os vencedores, os homens com poder do pênis sabem que *precisam* de outras pessoas, enquanto os perdedores, como me disse uma vez um amigo psiquiatra, *usam* as outras pessoas. Em minha experiência, os homens superpotentes tratam as pessoas com respeito e da mesma forma exigem o mesmo dos outros. Geralmente, eles possuem um certo encanto e naturalidade em situações sociais e são sensíveis aos sentimentos dos outros.

Essas qualidades gerais dos homens superpotentes são todas prontamente atingíveis se você ajustar suas crenças e atitudes quanto a si mesmo. Agora vamos examinar especificamente os comportamentos e atitudes dos homens superpotentes no que se refere ao sexo. Como disse antes, não está claro o que vem primeiro, a personalidade global ou as características do pênis, mas posso assegurar inequivocamente, baseado em minhas observações clínicas, que há uma poderosa correlação entre as duas.

O Homem Superpotente Tem uma Relação Simbiótica com Seu Pênis

Você pode visualizar seu pênis como uma parte integral de você. Na verdade, num certo sentido, seu pênis é seu órgão mais vital. Não no mesmo sentido em que seu coração, pulmão e rins são essenciais — isto é, se eles não funcionarem perfeitamente você morre —, mas vital no sentido de que seu pênis é a expressão do seu espírito e de sua individualidade.

O homem superpotente tem uma imagem positiva do pênis para ir junto com a imagem positiva de si mesmo como uma pessoa. Ele ama seu pênis, respeita-o, e trata-o bem. Ele sabe que seu pênis pode tomar conta de si mesmo, e então nunca se aflige com isso. Orgulhe-se de seu pênis. Ele é seu amigo.

Deixe-me fazer uma distinção entre o homem com poder do pênis e os outros que podem *parecer* ter essas características. O homem superpotente não é obcecado por seu pênis nem dominado por ele. A obsessão é um sinal de debilidade do pênis. Vou dizer isso de outra forma: se você encontra um homem que é obviamente obcecado pelo pênis, um sujeito que anda por aí carregado pelo pênis como um escravo, não deve ser um homem superpotente. Provavelmente ele está desconectado de seu pênis ou em conflito com ele. Ele é digno de pena, e não de admiração. Homens que estão realmente no auge de sua vida e de sua sexualidade — homens com poder do pênis — normalmente não *parecem* ser dirigidos pelo pênis. Carregue o orgulho por seu pênis com dignidade. Você não tem nada a provar, assim como não tem nada a esconder.

É também importante compreender que essa superpotência não tem nada a ver com o tamanho ou a aparência de seu pênis. O homem com poder do pênis não precisa ter um bastão de ouro ou um cetro mágico pendurado entre as pernas. Posso assegurar-lhe, como urologista, que o pênis de um homem superpotente não tem atributos especiais que o destaquem dos pênis do resto das espécies. As diferenças estão todas na sua cabeça — e no seu coração.

O Homem Superpotente Tem um Alto Nível de Consciência do Pênis

Aquele que conhece a si próprio compreende seu pênis. Faça um esforço para aprender sobre a anatomia e a fisiologia do pênis. Fique em sintonia com os desejos e aversões, peculiaridades e fraquezas de seu próprio pênis. Ele acompanha o funcionamento de sua mente. Quando você está cansado ou contrariado, seu pênis se comporta diferentemente de quando você está energético e animado. Se você está zangado com sua parceira, seu pênis expressará esse sentimento; se você adora sua parceira, isso também será manifestado pelo seu emissário, o Sr. Feliz.

A consciência do pênis estabelece um funcionamento sereno e harmonioso entre a mente e o pênis. Falando genericamente, o pênis superpotente faz o que seu dono espera que ele faça; ele conduz a si mesmo de uma maneira consistente com como você quer que ele se comporte. Como um sócio confiável em negócios, será pouco provável ele desapontar você ou aparecer com surpresas desagradáveis.

O Homem Superpotente Tem uma Vida Sexual Extremamente Satisfatória

Se forem feitas estatísticas, os homens superpotentes deverão ficar bem acima da média em termos de freqüência e *performance* de sexo — não porque tenham pênis privilegiados, mas porque têm uma atitude de pênis positiva. Isso será verdade quer você seja um homem solteiro com uma variedade de parceiras sexuais, quer um monógamo com uma parceira para a vida inteira. Será verdade quer você seja jovem e simpático, quer seja idoso e comum.

Contudo, é importante notar que o poder do pênis não tem a ver com um desempenho sexual olímpico. Os homens superpotentes não se lançam necessariamente a quebrar recordes de freqüência de intercursos, ou do número de orgasmos que suas parceiras obtêm, ou do número de vezes que podem funcionar numa noite. Não são esses os critérios do poder do pênis. Se fossem, os sujeitos que trabalham em filmes pornográficos seriam a síntese do poder do pênis porque eles podem fazer coisas incríveis, como conseguir uma ereção sob comando e ejacular a qualquer hora que o diretor ordena. Mas, na minha opinião, os astros pornôs não são homens com poder do pênis de forma alguma.

Não meça seu próprio valor sexual por critérios de desempenho. Qualquer homem cuja auto-imagem dependa de coisas como com que freqüência ele consegue e o quanto foi boa sua *performance* provavelmente *não* conseguirá atingir os padrões do verdadeiro poder do pênis. Para ser um homem superpotente, você deve encarar o sexo como um prazer, não como um evento esportivo. Também não é um espetáculo. Você não está ali para provar nada ou para desempenhar para qualquer pessoa. Você não tem que ser o que as pessoas chamam de garanhão, e você certamente não tem que ser um conquistador nem fanfarrão. O que importa para você é usar seu pênis com a freqüência e da maneira que sejam mais satisfatórias para você e sua parceira. O que deve realmente importar é que quando você recorrer ao seu pênis, ele funcione de acordo com seus critérios pessoais, e não com algum padrão imaginário. Ser um homem com poder do pênis é estar contente consigo mesmo e com seu pênis. Esse é o melhor e o único critério de satisfação.

Nem é preciso dizer que o pênis de um homem superpotente sempre atua à sua capacidade máxima. Isso acontece porque ele funciona em harmonia com o resto do seu dono e sua média de tacadas é muito maior do que a dos pênis da maioria dos homens. Quando um homem com poder do pênis é decepcionado por seu pênis, como às vezes acontece, ele enfrenta isso com naturalidade. Você deve compreender que tais ocorrências devem ser esperadas de tempos em tempos, e as causas são circunstanciais, e não sistêmicas. Como homem superpotente, você pode ser um romântico ou um idealista, mas também é bom ser realista.

Se você ficar insatisfeito com seu desempenho, não encare isso como um desastre. Não considere isso um fracasso pessoal ou um sinal de doença. Não deixe que isso afete sua confiança ou auto-imagem. O que uns vêem como problema, o homem com o poder do pênis vê como piada; ele pode até achar muito engraçado o fato de ele e seu pênis estarem temporariamente fora de sincronia ou ele pode ver isto como uma oportunidade única de encarar todas as mudanças passíveis ao pênis. Ele aprende com essa experiência e segue em frente, sem hesitar, para a próxima situação sexual.

O Homem Superpotente Sente-se à Vontade com Sua Sexualidade

Ele adora sexo, ele pensa nisso, isso é importante para ele, ele aproveita isso em sua plenitude. Mas ele não faz um carnaval disso. A esse respeito, a superpotência é como a fortuna tradicional em oposição ao novo-rico. Não há necessidade de ostentar ou de chamar a atenção. Pela minha experiência, os homens com verdadeiro talento e capacidade deixam que suas façanhas falem por si mesmas, enquanto os homens que acham necessário vangloriar-se estão tentando compensar alguma fraqueza. Homens que falam demais sobre sua vida sexual me lembram da seguinte história. Depois de examinar um paciente e ouvir suas extravagantes bazófias, um médico disse a ele para reduzir sua vida sexual à metade. "Qual metade?, 'perguntou a mulher do paciente.' A de falar muito ou a de pensar muito?"

O Homem Superpotente Gosta de Dar e Receber Prazer

Na verdade, ele gosta imensamente disso. Essa é a razão pela qual faz sexo. Você não apenas pode fazer sexo com freqüência, como pode saborear cada experiência. Leve o sexo a sério, mas não sombriamente. Seja apaixonado e intenso durante o sexo — ou frívolo, extravagante ou divertido, se a ocasião pedir por isso. Não faz mal nenhum em rir durante o sexo, nem que seja para você mesmo. O homem superpotente gosta de espontaneidade e imprevisibilidade, e aprecia parceiras imaginativas.

Muitos homens com poder do pênis têm um apetite salutar por novas experiências. Eles procuram variedade, seja em encontros com várias mulheres seja num amplo espectro de aventuras com apenas uma. A atitude do poder do pênis é sintetizada pelo homem que me fez uma adivinha: Qual é a diferença entre sexo e luta romana? Sua resposta: na luta romana, *alguns* golpes são vetados.

Por falar em variedade, devo acrescentar que os homens superpotentes não são mulherengos no sentido pejorativo da palavra. Mesmo os que evitam relacionamentos de longo prazo e pulam de cama a cama perseguem seu prazer *responsavelmente*. O poder do pênis, como todo poder, carrega consigo obrigações morais; ele pode ser usado de forma exploradora e abusiva, ou pode ser aplicado com generosidade e sensibilidade. Os homens superpotentes podem gostar de sexo a qualquer hora e em qualquer lugar em que o encontrem, mas não são indiscriminadamente promíscuos. Você não precisa perseguir o prazer à custa de uma vida equilibrada ou dos sentimentos de outras pessoas. Sua meta deve ser o prazer mútuo, não a conquista.

Não sucumba ao que é eufemisticamente rotulado "síndrome do pau duro". O segredo é manter a cabeça no lugar quando seu pênis está aceso e ameaçando investir com toda a carga. Não ponha em risco valores importantes por causa de um orgasmo. Seja confiante o bastante para saber que sempre há um amanhã — assim como um viajante experimentado não arrisca a vida correndo como doido ao longo dos trilhos para pegar um trem porque sabe que logo virá outro. Homens com poder do pênis são desinibidos e aventureiros, mas você deve estar atento às conseqüências de suas ações.

Isso nos leva a outra característica, peculiar aos tempos recentes: *homens superpotentes não correm riscos insensatos.* Como um urologista que tem visto pacientes adoecerem e morrerem de Aids, devo insistir em que você se informe bem quanto a doenças sexualmente transmissíveis e valorize sua vida o bastante para exercitar o poder de seu pênis prudentemente. Você não precisa ser exageradamente cauteloso, nem ficar aterrorizado ao ponto da paranóia (algo que tenho visto entre muitos homens heterossexuais), mas deve conhecer os fatos e saber desfrutar uma vida sexual ativa sem medo. Mais adiante falaremos sobre esse importante assunto. (Veja o Capítulo Onze).

O Homem Superpotente Ama as Mulheres

Ele adora estar com mulheres. Ele adora olhar para as mulheres. Ele aprecia as formas femininas em todas as suas variedades de tamanhos e medidas. A forma de uma perna, a curva de um quadril, o arco ondulado de um seio — o homem com poder do pênis saboreia tudo isso como dádivas da natureza. Há algo de errado nisso? Ele é sexista? É explorador? Não; é o jeito da natureza. Apesar da retórica de extremistas, a maioria das mulheres compreende e aprecia isso. É por isso que usam saias curtas e calças apertadas, preocupam-se com o cabelo e maquiagem, analisam os contornos de seus decotes e procuram comprar os sutiãs mais sedutores. As mulheres também são assim, ou seja, elas gostam de olhar para homens atraentes e até os despem mentalmente. Tudo faz parte do plano da natureza para manter a espécie viva, e temos que reconhecer isso, comemorar isso e desfrutar isso. Vamos deixar a culpa fora da atração sexual. E simplesmente aceitemos o fato de que os homens são *voyeurs* e sexualmente vorazes.

Dito isso, deixe-me destacar um ponto importante: os homens superpotentes vêem as mulheres como objetos sexuais, mas não como *meros* objetos sexuais. Vamos ser honestos: as mulheres também vêem os homens como objeto sexual, e elas gostam de ser objeto sexual para os homens. Os problemas surgem quando os homens tratam as mulheres como se todas elas fossem boas apenas para serem comidas com os olhos, ou apalpadas, ou para fornecerem um lugar quente e úmido para eles porem seus pênis. Os problemas surgem quando os homens não se relacionam com as mulheres como seres humanos completos. Os homens superpotentes não têm esses problemas. Eles são capazes de se relacionarem com as mulheres como iguais. Eles não têm necessidade de se sentirem superiores. Sentem-se à vontade na companhia das mulheres, e o sentimento é mútuo.

É verdade, um homem superpotente pode perseguir uma ligação com persistência. Mas ele faz isso com integridade, e conhece os limites. Sabe quando não realmente significa "Não!", e quando significa "por favor, tente com mais vontade". Eles compreendem que a rejeição é um resultado da circunstância e do gosto individual, não um insulto pessoal. Por isso, eles não têm necessidade de forçar a si mesmos ou a ninguém, e não desejam magoar ninguém.

Numa palavra, eles têm *juízo*. Como cirurgião, costumo dizer que você pode ensinar um gorila a fazer uma operação de apêndice, mas não pode ensinar a ele *quando* fazê-la. Para isso é preciso juízo, e no comportamento sexual, como na cirurgia, o juízo distingue os homens dos garotos. Homens com o verdadeiro poder do pênis não usam mentiras ou trapaças para levar as mulheres para a cama, e certamente não fazem uso da força física. Eles não fazem jogos que possam causar dor ou angústia em alguém.

O Homem Superpotente Entrega-se Abertamente e sem Reservas

Você deve cuidar do prazer sexual de sua parceira tanto quanto do seu próprio — não por causa de seu orgulho masculino, nem porque é um santo que se auto-sacrifica, mas porque se preocupa com a satisfação da mulher e sabe que quanto mais você der, mais receberá de volta. E como isso é importante para elas, os homens superpotentes aprendem a ser responsáveis quanto aos desejos e necessidades de suas parceiras sexuais. Eles também compreendem os sentimentos e a importância de comunicarem-se aberta e honestamente. Ouça quando uma mulher disser que gosta quando você faz isso à sua vagina ou aquilo ao seu seio, e faça o máximo para atender às preferências dela. Isso também vale para você. Você não deve ter reservas em pedir à mulher para fazer as coisas de que gosta.

O Homem Superpotente Não Tem Ansiedade Quanto à *Performance*

Esta talvez seja a diferença mais flagrante entre os homens com poder do pênis e os homens com fraqueza do pênis. Têm sido feitos inúmeros estudos em que parceiros sexuais são observados num estado de grande excitação, normalmente incentivados pela projeção de filmes eróticos. Os homens que haviam previamente afirmado que funcionavam sexualmente de uma forma satisfatória apresentaram um aumento marcante em sua excitação depois dos filmes eróticos. Isso contrastou fortemente com os homens que admitiram sofrer de disfunção sexual em algum grau. Este grupo teve um acentuado decréscimo de erotismo depois de assistir aos filmes. Por quê? Porque à medida que suas parceiras se tornavam mais receptivas, eles passavam a preocupar-se com o *desempenho*. Eles preocupavam-se em pensar se iriam funcionar satisfatoriamente, enquanto os outros homens, mais confiantes, se concentravam nas sugestões eróticas de suas excitadas parceiras e ficavam mais acesos ainda.

É exatamente por isso que você, como homem superpotente, estará apto a dar à sua parceira maior satisfação. Você não será inibido pela insegurança. Você responderá à excitação de sua parceira com a plena confiança de que você estará de pé para a ocasião. Expondo de outra forma, homens com poder do pênis desenvolvem círculo de *feedback* positivo. Isso começa com uma parceira excitada ou com um convite ao sexo, o que imediatamente registrará uma expectativa positiva do que acontecerá. Depois você faz uma avaliação das expectativas sexuais e concentra-se em satisfazer essas expectativas com a sensibilidade de um radar, para captar as indicações de sua parceira. É aí que sua atenção deve estar, não em sua *performance*. Isso conduz automaticamente a uma maior excitação do pênis, que concentra uma atenção maior quanto aos desejos sexuais, o que conduz a uma maior excitação, e assim por diante, terminando com uma experiência mutuamente prazerosa.

Por outro lado, o homem com fraqueza do pênis tem um círculo vicioso negativo. Uma proposta sexual causa uma expectativa negativa, que conduz à autoconsciência, que conduz à inabilidade de perceber as sugestões de sua parceira, o que conduz à queda da excitação, o que confirma sua expectativa negativa, aumenta sua ansiedade quanto à *performance*, bloqueia sua capacidade de funcionar e conduz a evitar o sexo no futuro.

Para tornar-se um homem com potência do pênis, tente tornar-se um mestre no ciclo sexual positivo.

O Homem Superpotente Sabe Lidar com o Estresse

Isso se aplica a todas as formas de estresse; o homem superpotente não sucumbe à ansiedade ou à depressão em nenhuma circunstância, principalmente nas situações sexuais. Por serem aventureiros, os homens superpotentes entram em situações que outros homens acham inibidoras, como com uma parceira agressiva ou com uma mulher que prefere atividades sexuais pouco comuns. Para um homem com fraqueza do pênis isso pode ser uma situação estressante, e causar medo e insegurança. O homem superpotente responde como um atleta acompanhando um grande parceiro ou sendo exigido por um adversário digno — isso faz surgir o melhor dele. Sua atitude deve ser: "Meu pênis é meu amigo. O que é bom para ele é bom para mim. Ele nunca me deixa na mão." Se você começa a sentir-se ansioso, transforme esse sentimento em energia positiva; você pode converter esse sentimento de nervosismo e ansiedade em estímulo e tornar-se *mais* excitado, e não menos.

Nada é mais debilitante para a satisfação sexual do que a ansiedade e a depressão. Contudo, embora se saiba que a depressão reduz o desejo sexual e a sensibilidade, tal resultado não é absolutamente inevitável. As inevitáveis depressões que cercam a vida de um homem não têm que interferir na sua sexualidade. Mesmo um homem superpotente é vulnerável a ocasionais "situações depressivas" e aos medos e preocupações que vez por outra afligem todos os seres humanos. Mas se você tem confiança em si mesmo e aprende como extrair os elementos positivos de cada experiência, você rapidamente jogará a depressão para o alto e transformará suas preocupações em ação efetiva. Para se tornar um homem com poder do pênis você *precisa* desenvolver a faculdade de não deixar que as emoções negativas inibam sua capacidade de conseguir uma ereção. Você não deve deixar que o estresse de sua vida exterior se intrometa no quarto. Se você está sempre de astral baixo, pode ter a certeza de que seu pênis também estará para baixo.

Essas são as características principais que tenho observado em homens superpotentes. Mas eles não são todos forjados com a mesma têmpera. Há uma enorme escala de variações entre homens com potência do pênis. Há os altos e baixos, feios e simpáticos, jovens e velhos, ricos e pobres. Seus pênis são grandes, pequenos e médios. Eles fazem sexo o tempo todo, freqüentemente ou apenas ocasionalmente. São audaciosos e agressivos ou tímidos e apagados. Gostam de louras, morenas ou ruivas, negras ou brancas, altas ou baixas, magras ou rechonchudas. Preferem ou a posição papai-mamãe, ou sentada, ou de quatro, ou com a mulher por cima — ou todas elas. Gostam disso de manhã, à tarde, à noite, ou a qualquer hora do dia. Há um número infinito de maneiras de expressar o poder do pênis. A sua é tão boa quanto a de qualquer outra pessoa. O importante é ter esse poder e abraçá-lo.

A superpotência está ao alcance de qualquer homem. Não se trata de um estado super-humano; é normal e natural, e você ficará surpreso ao descobrir o quanto é fácil obtê-la. Em minha profissão, tenho visto homens se tornarem superpotentes depois de aprenderem uns poucos fatos e depois de uma simples conversa animadora comigo. Eles reformulam suas atitudes com relação a si mesmos e a seu pênis, e lá vão eles conquistar o mundo. Outros homens precisaram de mais tempo, ou seguir os procedimentos específicos descritos nos capítulos seguintes. Esses conselhos os ajudaram a mudar seu comportamento sexual, o que aumentou seu poder do pênis e serviu como prova, para eles mesmos, de que eram capazes de ser superpotentes.

Mas a única coisa de que quase todos os homens precisam é educação sobre o pênis, que deveriam ter recebido quando chegaram à idade adulta. Esse é o propósito dos próximos capítulos.

4.
O Cajado da Vida

Nunca deixo de surpreender-me com o que os adultos em geral sabem e principalmente *não* sabem sobre o pênis. A maioria das pessoas tem uma noção razoável de como funciona o coração, de como são os pulmões e os rins, do que acontece com o alimento em seu caminho pelo sistema digestivo, e até de como nascem os bebês. Mas metade dos corpos humanos no mundo têm esse apêndice estranho pendente entre as pernas — um órgão com o qual contamos para propagar as espécies e fornecer um dos mais sublimes prazeres que a natureza proporciona —, e na média as pessoas não sabem quase nada sobre isso. Meus pacientes, tanto homens quanto mulheres, me fazem perguntas tão elementares sobre a anatomia e o funcionamento do pênis que freqüentemente fico constrangido por eles.

O mais estranho é que a maioria das pessoas é extremamente curiosa a respeito do pênis. Elas têm tido essa curiosidade desde quando tiveram idade suficiente para observar que algumas crianças o tinham e outras, não. Mas a curiosidade natural era reprimida. Diziam-nos que não era de boa educação fazer perguntas sobre os órgãos genitais, principalmente sobre o pênis. Diziam-nos que nossas perguntas seriam respondidas só quando tivéssemos idade suficiente. Mas isso raramente acontecia, e a maioria dos adultos é autoconsciente demais para buscar por si mesma essas informações. Por isso, deixe-me fornecer um guia básico sobre as preocupações que a maioria das pessoas tem sobre o pênis.

AS APARÊNCIAS NÃO SÃO TUDO

Ele é, devo admitir, um órgão de aparência estranha, com suas pregas e dobras e sua malha retorcida de sendas vermelhas-e-azuis. Esteticamente falando, a maioria das pessoas, não importa seu sexo, não acha o pênis espetacularmente atraente. Algumas até o acham curiosamente feio. Lembro-me da observação feita pela mulher de um colega urologista. Estávamos conversando sobre um caso de hipospadia. Trata-se de uma anormalidade rara em que a abertura urinária não se encontra em sua localização normal, na ponta do pênis, mas em algum lugar ao longo de sua coluna. A deformidade freqüentemente se compõe de uma faixa fibrosa de tecidos, denominada tendão, que causa uma curvatura peculiar do pênis para baixo. Perguntei à mulher do meu colega se ela sabia o que era hipospadia. Ela respondeu: "Sei, é um pênis mais feio do que o normal."

Essa mulher sofisticada, que, segundo ela própria admitiu, havia visto um número significativo de pênis antes de se casar com um urologista, na verdade estava dizendo que o pênis normal também é feio. Infelizmente, essa é a opinião mais comum. Se você tivesse acesso às conversas íntimas das mulheres, você raramente as ouviria elogiando o pênis de algum homem. Elas falam de como o homem é bonito, podem gostar de seu físico forte e suspirar pelos seus bíceps, suas pernas ou seu traseiro. Mas dificilmente as ouvirá referindo-se expressamente ao pênis como particularmente atraente, assim como os homens não falam sobre vaginas bonitas da forma como o fazem sobre seios, pernas ou mesmo os cabelos. Quando as mulheres gritam e assobiam para os rapazes que fazem *strip-tease* em boates só para elas, estão reagindo a tudo *menos* ao pênis. Estão fascinadas pelos corpos fabulosos desses jovens rebolativos e pela forma como as excitam com seus pênis *escondidos*. A excitação vem da *possibilidade* de mostrá-lo e de elas imaginarem como ele será. Mas se algum deles chegar realmente a exibir o pênis, a vibração logo desaparecerá... a menos que haja a possibilidade de que ele fique ereto.

Que lástima! Como urologista e como homem, eu gostaria que o pênis fosse visto de maneira mais positiva. Não há razão para que não o seja. Não há nada de intrinsecamente feio nele — nem na vagina, a propósito. A percepção que temos envolve, creio, um arcabouço cultural com raízes na mesma tradição que impõe que o sexo — e assim os órgãos que o expõem — seja sujo e degradante. O pênis deve ser visto como bonito. E se você não se acha capaz de sentir isso quanto a *todos* os órgãos genitais, então tente ver pelo menos o seu próprio como bonito — ou, se você é mulher, veja o do seu amante dessa maneira. É uma questão de atitude. Assim como os pais vêem seus próprios filhos como lindos, não importa o quanto suas feições reais possam ser feias, também podemos olhar para o que tem sido considerado um órgão feio e achá-lo ótimo de ser contemplado.

Por que isso importa? Porque, assim como as crianças que ouvem dizer que são bonitas pensam de forma mais positiva sobre si mesmas, o homem se sentirá melhor sobre si mesmo — e sua sexualidade — se lhe for dito que seu pênis é bonito. Quanto mais beleza uma mulher veja no pênis de seu homem, mais *ele* gostará do que vê quando se olha no espelho. Como resultado, ele atribuirá mais qualidades positivas ao seu pênis e levará mais confiança para a cama. É uma questão de reforço positivo, e posso assegurar-lhe que a maioria dos homens precisa tanto disso quanto puderem em favor de seu órgão abençoado. Não há razão para que isso não seja feito. Vemos todas as coisas na vida por três olhos: os dois que ladeiam nosso nariz e nos dizem que a grama é verde e o sol é redondo; e o olho em nossas mentes que vê com imaginação e emoção. É o olho da mente que pode transformar algo com pouca beleza inerente em algo glorioso e único.

Talvez se o pênis fosse menos encoberto, se fosse mais abertamente retratado na arte e no cinema, ele pudesse vir a ser mais apreciado como um objeto de prazer estético. No mínimo, poderíamos vir a respeitar a vasta gama de diferenças entre os pênis. Em meus vinte anos de medicina, tenho visto mais órgãos sexuais masculinos do que você veria se enchesse um estádio de futebol com homens nus, e posso garantir-lhe que nunca vi dois que fossem iguais. Quando nada, uma maior visibilidade poderia desmistificar o pênis e fazer com que os homens se preocupassem menos com os próprios. E isso, por sua vez, poderia aumentar substancialmente o nível global do poder do pênis.

QUALQUER TAMANHO DÁ CONTA DO RECADO

Naturalmente, não é a aparência do pênis o que mais preocupa os homens, e sim o tamanho. Não tenho conta do número de homens que me perguntaram — como se fosse apenas uma dúvida ocasional que lhes ocorresse naquele momento — se o tamanho de seu pênis era "normal". Nem é preciso dizer que eles não estavam preocupados em que pudessem ser grandes demais.

Essa preocupação com o tamanho do pênis é uma das coisas mais tristes e irônicas que encontrei como urologista. Os homens compensam sua insegurança com o humor. Assim, eles provavelmente contam mais piadas sobre o *tamanho* do pênis do que sobre qualquer outra coisa, com possível exceção de esposas. Por exemplo, uma das melhores histórias é a de um homem jogando golfe. Ele atira a bola num terreno acidentado, e quando está procurando por ela vê um par de pés minúsculos saindo de uma moita. Ele os puxa e liberta um duende, que, em reconhecimento, lhe garante um desejo. "Quero o maior pau que você me puder dar", diz o homem. Bem, seu desejo foi atendido, mas seu pênis ficou tão grande que saía pela boca da perna da calça, arrastava-se pelo chão e precisava ser enfiado dentro da meia. Em suma, transformou-se num belo incômodo.

Da vez seguinte que foi ao campo de golfe, o homem encontrou o mesmo duende. "Como é que está indo?", perguntou o pequenino. O homem explicou seu contratempo, e o duende, sentindo pena, garantiu-lhe mais um desejo. "Ótimo", disse o homem. "Você poderia fazer minhas pernas ficarem dez centímetros mais compridas?"

Essa piada diz tudo sobre o que o tamanho do pênis significa na mente dos homens. O *mito* de que o tamanho é importante é um dos logros mais cruéis jamais perpetrados na humanidade. Mas ele está tão profundamente infiltrado na consciência coletiva que os homens são extremamente sensíveis sobre o tamanho de seus pênis. Portanto, deixe-me colocar inequivocamente: não há nada com o que se preocupar, porque qualquer tamanho dá conta do recado.

Seu Pênis não É Pequeno Demais

Posso garantir com certeza quase absoluta. Asseguro-lhe que a variação de tamanho entre os pênis humanos é menor do que entre narizes, dedos ou mãos. Estatisticamente, os pênis podem ser tão pequenos quanto quatro centímetros e tão compridos como vinte, mas o número de órgãos que atingem os extremos é muito reduzido. O comprimento médio do pênis em total estado de flacidez é de cerca de dez centímetros, e a esmagadora maioria dos homens está alguns centímetros abaixo dessa média. A grossura do pênis varia menos, oscilando entre dois e meio e quatro centímetros de diâmetro quando estão flácidos.

Um homem muito alto deve ter um pênis mais comprido do que um muito baixo, assim como provavelmente terá pés e mãos maiores, mas a diferença no tamanho do pênis entre dois homens assim será *muito menor* do que as que haverá entre seus outros prolongamentos. Em outras palavras, a mão de um homem pequeno deverá ser nada menos que quase oito centímetros menor que a de um homem alto, ele deverá calçar sapatos tamanho 36 comparado com um tamanho 44, mas seu pênis poderá ser apenas alguns milímetros menor. Na verdade, tenho visto com freqüência homens pequenos com pênis tão grandes — senão maiores — do que os da maioria dos jogadores de basquete.

Bem mais importante, dadas as preocupações de muitos homens, é o tamanho do pênis *ereto*. Ele tem em média cerca de quinze centímetros de comprimento. E, mais importante, as variações de tamanho dos pênis eretos são bem menores que as dos pênis flácidos. Em outras palavras, se o pênis de um homem tem treze centímetros de comprimento quando está mole e o de outro tem oito, essa diferença de cinco centímetros deve baixar para perto de zero quando eles ficam eretos. Na verdade, é até possível que o pênis menor seja maior quando ereto.

O fato é que a diferença de tamanhos entre os pênis eretos é simplesmente muito menor do que entre os pênis flácidos. É como se a natureza desejasse tanto que os homens se reproduzissem que tornou isso possível para praticamente qualquer homem, não importa seu tamanho, copular com qualquer mulher. Assim, quando ouvir homens se gabarem de que seus pênis têm trinta centímetros de comprimento, faça o devido desconto. Ou eles são uma rara exceção, ou são mentirosos (a menos que estejam acrescentando às suas medidas a porção do pênis que normalmente não consideramos, porque está dentro do corpo; como uma mangueira ligada a uma pia dentro de casa, o pênis realmente começa vários centímetros dentro da cavidade abdominal).

Na verdade, quando as pessoas me perguntam (o que fazem com mais freqüência do que você pode imaginar) qual o maior pênis que já vi, respondo que ele não pertence a nenhum dos avantajados atletas profissionais que já examinei, nem a nenhum garanhão de Hollywood. Ele pertence a um velho de constituição pequena e frágil que estava sendo operado da próstata. Era um homem simpático e gentil na casa dos oitenta anos, casado com a mesma mulher durante toda a sua vida adulta, e nenhum dos dois tinha a menor idéia de como era relativamente grande o pênis responsável pelos seus nove filhos. Posso dizer-lhes que nunca tive tantos auxiliares na sala de cirurgias; metade das enfermeiras no prédio queriam ajudar só para ver o paciente. A questão não é que não estejamos *interessados* no tamanho, mas a maioria das esposas e das amantes não se preocupa muito com isso. As enfermeiras também olham com admiração um seio ou um pé enorme.

O Tamanho do Pênis não Tem Qualquer Relação com o Poder do Pênis

Quando asseguro aos meus clientes que seus pênis estão perfeitamente dentro dos padrões normais, enfatizo esse ponto crucial: *a superpotência não tem nada a ver com o tamanho do seu pênis*. Quando um homem superpotente faz amor ele está totalmente imerso nas sensações físicas e nos sentimentos emocionais de intimidade e ternura. A última coisa em sua mente, ou na de sua amante, é o *tamanho* de seu pênis. Tenho visto homens com pênis maiores que o normal que sofrem de disfunção sexual, e tenho visto homens com pênis relativamente pequenos que representam a quintessência da superpotência.

Em todos os meus anos de trato com pacientes e suas mulheres e amantes, jamais uma mulher reclamou comigo que o pênis de seu homem fosse pequeno demais. É concebível que algumas mulheres façam tais queixas a suas ginecologistas ou médicas mulheres, mas pela minha experiência, um pênis avantajado simplesmente não é a prioridade da grande maioria das mulheres. Minhas colegas mulheres com as quais tenho discutido o assunto concordam. Uma queixa muito mais comum é de que o pênis do amante é *muito grande*. O intercurso pode ser penoso para uma mulher cuja vagina não consiga acomodar um pênis grande. Houve mesmo algumas mulheres que me pediram para reduzir cirurgicamente o tamanho dos pênis de seus maridos. Não existe tal processo — assim como não existe um processo para torná-los maiores. Próteses de pênis, que são às vezes implantadas cirurgicamente para tratar da impotência orgânica, não aumentam o pênis; elas simplesmente enchem espaços em um órgão cujo tamanho é determinado pela hereditariedade.

O velho ditado que diz "Não importa o tamanho, mas como você o usa" é uma dessas frases que correspondem à realidade. Muitas de minhas pacientes reclamam que seu homem não fica excitado com a devida freqüência, que ele não tem muita imaginação, que seu pênis não fica *duro* o bastante, ou que ele não demora o tempo suficiente no intercurso. Mas elas nunca reclamam que o pênis não seja comprido ou grosso o bastante. Como disse uma paciente minha, uma verdadeira sábia: "Não me importa o quanto ele é grande, não me importa o quanto é grosso, não me importa o quanto é bonito. Só quero saber do quanto ele fica *duro*." E mais importante ainda: o que preocupa as mulheres não é o tamanho do pênis, mas o tamanho do coração e da alma de seu homem. Elas querem um amante bom, carinhoso e receptivo que seja sensível aos seus desejos e necessidades.

É verdade que muitas mulheres discutem lascivamente o tamanho do pênis com suas amigas, e algumas fantasiam sobre homens com membros enormes. Se elas dormem com um homem que é particularmente bem dotado, podem até *achar* que gostaram mais. Atribuo isso ao poder da imaginação. Achamos que maior é melhor, e simbolicamente associamos o falo à potência. O fascínio de algumas mulheres com grandes pênis não é diferente da atração de um homem por grandes seios ou um traseiro bem proporcionado. Encontrar alguém com tais características pode destacar a experiência sexual simplesmente por preencher uma fantasia, ou por ser diferente, e não porque mulheres com grandes seios sejam melhores na cama ou tenham vaginas mais hospitaleiras. Fisiológica e anatomicamente, o que ocorre durante o intercurso não tem absolutamente nada a ver com o tamanho de qualquer parte do corpo. O orgasmo é exatamente o mesmo, não importam as características físicas do parceiro ou da parceira. O que difere é resultado exclusivo das emoções e da imaginação.

Certamente, uma mulher com uma vagina excepcionalmente grande e um homem com um pênis muito pequeno podem ser sexualmente incompatíveis devido ao tamanho relativo de seus genitais. Mas a possibilidade de uma incompatibilidade importante é relativamente remota. Amantes, como a água, tendem a buscar seus próprios níveis. Contudo, conheci um casal assim. A mulher era quase trinta centímetros mais alta que o homem. Eram felizes no amor mas insatisfeitos sexualmente porque, acreditavam, o pênis dele era do tamanho errado para a vagina dela. Mas com a experiência aprenderam a ajustar suas posições e ângulos durante o intercurso e variar suas práticas sexuais, e isso acabou por deixar os dois mais do que satisfeitos.

Existem sólidas razões fisiológicas pelas quais o tamanho não contribui muito para a satisfação. A natureza, em sua sabedoria, colocou os principais terminais de nervos que produzem prazer sexual e orgasmo bem na frente, onde eles podem ser estimulados, independentemente do tamanho. Os do homem estão na cabeça do pênis, e os da mulher estão no clitóris, a fácil alcance de qualquer pênis, pequeno ou grande. Em muitas posições, durante a penetração, os movimentos do pênis inevitavelmente o coloca em contato com os nervos do clitóris.

Você É Tão Grande Quanto Acha Que É

A única vantagem que um homem com um pênis grande pode ter é se ele *achar* que tem uma vantagem. O poder da mente é tão importante para influenciar a sexualidade, e o mito da importância do tamanho do pênis é tão forte, que se um homem acha que é excepcionalmente grande ele pode começar a *agir* grande. Bem cedo na vida ele pode desenvolver um sentido de confiança e de orgulho do pênis tão forte que somente isso, e não o tamanho real de seu pênis, pode provê-lo de excepcional do poder do pênis.

Infelizmente, muito mais homens pensam que são pequenos demais, e então exatamente o oposto da profecia acaba acontecendo. Isso normalmente começa na puberdade, quando os garotos começam a ser autoconscientes de tudo associado à masculinidade: Sou alto o bastante? Sou forte o bastante? Tenho pêlos no púbis e nas axilas? Meu pênis é grande o bastante? A maioria dos jovens são tão inseguros que exageram qualquer sinal de inadequação que percebem. Tolamente, eles se comparam a rapazes mais velhos e a homens, ou a colegas da mesma idade que amadurecem mais depressa, e acabam convencidos de que são inferiores. Eles olham para baixo e vêem um cara todo encolhido;

depois vêem no vestiário os imensos pepinos de alguém e se sentem inferiores.

E isso não termina na adolescência. Às vezes até fica pior, principalmente se eles costumam andar na companhia de companheiros que se gabam — ou, mais exatamente, que mentem — quanto ao tamanho de suas ereções, ou contam piadas que deixam a impressão de que um pênis pequeno é o equivalente de ser afeminado. Assistir a filmes pornográficos piora ainda mais as coisas. Os diretores desses filmes correm o mundo para recrutar homens com membros excepcionalmente grandes. Depois usam todo tipo de trucagens com luzes e câmeras para fazê-los parecer ainda maiores.

Muitos homens se sentem pior quanto ao tamanho do pênis à medida que ficam mais velhos, porque acham que seu pênis está encolhendo. O que ocorre na realidade é que eles começam a ganhar peso e as novas camadas de gordura abdominal encobrem a base do pênis, que costumava ser visível. É por isso que homens gordos parecem ter pênis pequenos — especialmente a seus próprios olhos, olhando para baixo sobre uma grande barriga — e os homens magros parecem tê-los enormes. Na verdade, não há uma diferença significativa no tamanho, especialmente quando o pênis está ereto, mas no homem obeso ele tem que atravessar seis, oito ou dez centímetros de gordura desde o osso púbico, onde começa a base do pênis, até que seja visível.

Um homem que não aprende a verdade sobre tamanhos de pênis pode ser afetado adversamente por pensar que o seu seja pequeno demais. A sensação de inadequação pode persistir ao longo de sua vida adulta e provavelmente manifestar-se como insegurança quanto ao comportamento de seu pênis. Acha que ele é anatomicamente inadequado, então deve ser também inadequado quanto ao desempenho; e, naturalmente, essa mesma inadequação deverá manifestar-se em seu comportamento. Pense pequeno e você será pequeno.

Felizmente, o corolário é igualmente verdadeiro: *pense grande e você será grande*. É essa a coisa mais importante que um homem deve saber quanto a tamanho. O que importa é o tamanho de sua auto-estima e o tamanho de seu coração, *não* o tamanho de seu pênis. Além disso, mesmo se isso importasse, não há absolutamente nada que você possa fazer a respeito. O tamanho é estritamente determinado pela hereditariedade. Você pode puxá-lo ou succioná-lo dia e noite e ele não ficará mais comprido. Você pode tentar pendurar pesos nele, como os homens de certa tribo de Uganda, e poderá conseguir romper alguns ligamentos a ponto de que ele pareça mais longo, mas de qualquer forma não será mais longo quando estiver ereto, então para que assumir o risco de dano permanente? A melhor resposta à pergunta “Seu pênis é grande?” é a firme e inequívoca resposta: “Grande o bastante!”

5.

Sob a Dureza de um Homem

Como algum deus hindu de duas cabeças, o pênis tanto cria a vida, ao impelir sêmen para ovários férteis, como preserva a vida, ao expelir do corpo substâncias tóxicas na urina. Ambas as responsabilidades (que não podem ser executadas ao mesmo tempo, graças a algum planejamento eficiente) são realizadas através da uretra. Claro, ambas as funções do pênis são vitais, mas é irônico notar que, medicamente falando, se um homem — que Deus impeça — perder seu pênis, poderá ainda urinar e expelir refugos nitrogenosos, mas não poderá mais copular.

Deixe-me rapidamente desfazer dois conceitos errôneos. Primeiro, o pênis não é um músculo. Não há músculos nele, exceto os músculos lisos dos vasos sangüíneos. Segundo, não há ossos no pênis. Sob a pele — uma pele extremamente sensível, deve-se acentuar, especialmente a parte que chamamos de cabeça, ou *glande* — o pênis é composto de três cilindros feitos de tecido esponjoso.

Um desses cilindros é chamado *corpo esponjoso*, que segue ao longo da base do pênis e envolve a *uretra*. A uretra é um longo canal que vai desde a bexiga ao longo de todo o pênis até o *meato*, que é o orifício (às vezes chamado com humor de "olho") bem na extremidade do órgão. É através da uretra e para fora do meato que o pênis entrega as mercadorias em ambas de suas funções, eliminação e reprodução.

Os outros dois cilindros correm lado a lado ao longo da parte superior do pênis, ocupando a maioria do espaço dentro do órgão. Chamados de *corpos cavernosos*, esses compartimentos tubulares consistem em tecido esponjoso cheios de vasos sangüíneos e pequenas câmaras chamadas *senoidais*. Se você olhar esses corpos cavernosos através do microscópio, poderá pensar que está vendo a paisagem aérea de um delta, com rios, afluentes, enseadas, cabos, pântanos e lagos. Cada tubo é envolvido por um duro revestimento fibroso (*túnica*), que soma forças com os vasos sangüíneos interiores para criar ereções. Na verdade, é o volume interior absoluto, limitado pela túnica rígida, ou pele, que determina o tama nho de um pênis ereto.

TUDO QUE DESCE TEM QUE SUBIR

As ereções são o resultado de um processo complexo envolvendo os sistemas endócrino, muscular, vascular e neurológico — todos os quais são afetados por fatores psicológicos e emocionais. Ainda não conhecemos toda a intrincada dinâmica de *como* as ereções surgem e desaparecem, e estamos particularmente no escuro quanto ao todo-poderoso eixo cérebro-pênis, mas compreendemos muito do básico. O pênis fica duro numa série de etapas distintas. A primeira ocorre quando os nervos são estimulados, causando a dilatação dos microscópicos vasos sangüíneos dos corpos cavernosos. Isso é o que comumente chamamos de excitação. Os fatores que excitam um determinado homem em um determinado momento são bastante variados e idiossincráticos. Como escreveu o pioneiro em pesquisa do sexo Alfred Kinsey, "não há nada mais característico da resposta sexual do que o fato de que nunca é igual em dois indivíduos".

Mesmo que o estímulo comece com algo que um homem vê, ouve, cheira ou imagina, é o cérebro que determina o nível da excitação. Essas complexas conexões neurais entre o cérebro e o pênis são difíceis de serem definidas e quantificadas, mas a ligação é tão íntima, imediata e responsiva que é como se o pênis tivesse seus próprios sentidos. Certamente, assim o parece a um homem excitado.

Obviamente, o pênis responde ao *toque*. É um órgão extremamente sensível — em particular a glande, mas também ao longo da haste. Exatamente que tipo de toque excitará um determinado pênis em particular é inteiramente uma questão de preferência, condicionamento e circunstâncias individuais. Alguns homens gostam de um afago suave e gentil, enquanto outros preferem um toque vigoroso ou até rude; alguns homens respondem à fricção ou a um toque a seco, enquanto outros gostam mais com o pênis úmido ou lubrificado; alguns se excitam mais com movimentos lentos e rítmicos, enquanto outros se ligam em movimentos rápidos e irregulares. E, naturalmente, alguns gostam de tudo isso acima em diferentes graus e em diferentes momentos.

À exceção de homens que têm objeções morais ou religiosas, e daqueles com uma fobia irracional com relação a isso, nunca encontrei um homem que não respondesse ao contato oral. Não é apenas a textura dos lábios e da língua no pênis, ou somente a carga psicológica de ter uma mulher realizando esse ato tão íntimo e generoso, mas principalmente o efeito físico real da sucção. A sucção cria um vácuo, uma pressão negativa dentro dos corpos cavernosos, que literalmente drena o sangue para o órgão, e esse fluxo de sangue é o que causa a ereção.

Naturalmente, o pênis não responde apenas ao toque em si. Ele se anima quando outras partes do corpo são tocadas eroticamente: as coxas, as nádegas, o ventre, o pescoço, os lábios, e assim por diante. E é lógico que seu pênis pode ficar excitado quando você toca as partes certas do corpo de outra pessoa. Portanto, é evidente que a sensibilidade do pênis ao toque em toda sua extensão é vital para a excitação.

Pode-se dizer que o pênis tem também um sentido de *olfato* — pergunte isso a qualquer um na indústria da perfumaria. Quando jovem, tive um encontro sexual particularmente memorável com uma jovem que sempre usava o mesmo perfume. Até hoje, sempre que capto um leve odor desse perfume, ajeito as calças para não arrebentar a costura. E o pênis não responde apenas aos odores feitos pelos homens, mas também aos perfumes da natureza. Tudo que floresce na primavera certamente afeta a excitação dos jovens. E muitos pesquisadores acreditam que as substâncias chamadas feromônios, que são secretadas quando a mulher está excitada, estimulam o macho pelo sentido do olfato. Sabemos que isso é verdade na maioria das espécies animais, e também pode ser com os humanos.

Quanto aos outros sentidos, considere o impacto de certos *sons* — melodias românticas, ritmos eróticos, a arrebentação suave das ondas, uma brisa fazendo farfalhar as árvores perto da janela do quarto de dormir. Sem falar em palavras doces e eróticas sussurradas ao seu ouvido: "Tenho que ter você"; "Você é o homem mais *sexy* que já conheci"; "Faça isso em mim". O pênis responde como se tivesse seus próprios ouvidos.

Pense no apelo erótico de certos *sabores*: suculentas frutas tropicais, cubos de gelo e, claro, o suor, a saliva e os fluidos vaginais de sua amante.

Quanto à *visão*, é preciso lembrar o que seu pênis faz à visão da mulher certa no cenário certo e com a roupa certa (ou a ausência dela)? Seja sua preferência por uma *lingerie* clássica ou erótica, seja por *jeans* apertados ou uma saia diáfana, seja por um biquíni minúsculo ou uma toalha de banho enrolada em torno de um mistério, essa criatura de um só olho entre suas pernas responde ao que você vê.

Claro, a excitação envolve mais do que os sentidos; a mente e as emoções desempenham um papel crucial. Os mesmos estímulos que numa determinada ocasião funcionam como mágica em outra podem provocar indiferença. Os afagos, odores e olhares de uma mulher que você ama, ou deseja, deverão produzir efeitos bastante diferentes do que os afagos, odores e olhares de alguém que você não suporta. E, nem é preciso dizer, a excitação pode ocorrer sem qualquer ajuda dos sentidos; muitas vezes basta a *imaginação* por si mesma. Pergunte só a qualquer um que tem um pênis adolescente; esses demônios hipersensíveis são preparados para se atirarem à frente à menor provocação, como alarmas de automóveis que disparam quando alguém chega perto demais.

CRESÇA E APAREÇA

Seja qual for a fonte da excitação, o que ocorre é uma reação psicológica complexa envolvendo nervos, músculos, vasos sangüíneos e hormônios. Quando o cérebro decide que está na hora de o pênis crescer e aparecer, os sinais se propagam até a área lombar da medula espinhal. Dali, a mensagem é despachada para o pênis ao longo de uma rede de nervos. Os minúsculos músculos dentro das paredes nas artérias do pênis recebem ordem para relaxar, abrindo esses canais e permitindo um maior fluxo de sangue neles. Mas não se esqueça de que o sangue está *sempre* fluindo do resto do corpo para o pênis, mas entra em quantidades relativamente pequenas e flui de volta pelas veias num ritmo mais ou menos constante. Assim, a maior parte do tempo o pênis permanece mole. Mas quando você está excitado, o sangue é bombeado para onde ele é solicitado, jorrando no pênis a um fluxo seis a sete vezes maior que o normal. O pênis torna-se inchado: as artérias se distendem, as pequenas câmaras senoidais se enchem, os corpos cavernosos se expandem como balões e fazem pressão contra a túnica em que estão encerrados. Como resultado, o pênis não só fica maior, como mais duro e ereto, como uma mangueira de bombeiros que passa de flácida e flexível para compacta e rígida quando se enche de água. O quanto o pênis se tornará grande e rígido dependerá tanto de qual o volume *potencial* que a hereditariedade proporcionou aos corpos cavernosos e do quanto eles se tornam cheios, o que depende de complexos fatores físicos e mentais.

Em um dos arranjos mais maravilhosos e elegantes da natureza, o pênis *permanece* duro porque o sangue que fluiu para dentro dele para causar a *intumescência* não flui de volta. A menos que esse desígnio seja bloqueado por alguma anormalidade física ou inibição psicológica, o fluxo de sangue extra no sistema venoso é mantido como por um mecanismo valvular, e assim o pênis pode manter-se duro o tempo suficiente para sua tarefa. É como se as pistas de tráfego que conduzem a um estacionamento fossem todas abertas para permitir que mais carros entrassem; então, uma vez que os carros estão lá, essas pistas são bloqueadas, evitando que o tráfego flua de volta para fora.

Quando a ejaculação ocorre, ou quando a excitação é interrompida por alguma razão (o telefone toca, você fica nervoso, sua parceira reclama que você está puxando o cabelo dela), o resultado é a *desintumescência*. Os músculos lisos em torno das câmaras senoidais e das pequenas artérias se contraem. Os bloqueios no sistema venoso se abrem para permitir que o sangue flua de volta para fora. O pênis rápida e eficientemente se torna flácido de novo.

Não há símbolo maior de masculinidade do que a ereção; é o equivalente anatômico de riqueza, poder e força. É resgatar a mocinha em perigo, vencer o jogo e derrotar o bandido a tempo de salvar a cidade, tudo envolvido em uma coluna de doze a dezoito centímetros de carne e sangue. Da mesma forma, nada envolve mais humilhação ou auto-recriminação do que o mau funcionamento da ereção. As razões para que uma ereção não ocorra como o desejado são ainda mais complexas e variadas do que as razões para que ela funcione devidamente, e serão discutidas no próximo capítulo.

VAMOS SAIR PARA OUTRA?

O objetivo para o qual a natureza criou a ereção foi, naturalmente, a procriação. Esta é realizada pelo reflexo da ejaculação, que não deve ser confundida com o orgasmo (embora as duas coisas, normalmente, mas nem sempre, andem juntas, como o cavalo e a carruagem). Orgasmo refere-se à intensa sensação de prazer e liberação que o homem e a mulher experimentam no clímax da excitação sexual. É de natureza principalmente neurológica, um evento eletroquímico centralizado nas áreas do cérebro que governam o prazer. Nos laboratórios, podemos provocar um orgasmo em animais, estimulando seu cérebro da maneira certa. Na maioria das vezes, os homens têm orgasmo quando ejaculam, ou gozam, como é conhecido coloquialmente. Contudo, vez por outra a maioria dos homens tem a desconcertante experiência de ejacular sem as prazerosas sensações do orgasmo — talvez quando, como adolescentes, estavam tão tomados pela excitação e pela ansiedade que gozaram nas calças. E alguns homens experimentaram o inverso: orgasmo sem ejaculação. Dizem que os homens que se tornam adeptos de algumas práticas sexuais orientais esotéricas podem conseguir isso, mas muitos de meus pacientes mais velhos também tiveram essa experiência — sem tentarem e para seu grande constrangimento — até que souberam que ela é perfeitamente normal.

Por ejaculação, queremos dizer a descarga do sêmen pelo pênis. Isso ocorre mediante uma ação reflexa que envolve um grande número de partes do corpo. Vamos começar com a produção da substância em si, o sêmen, ou o esperma.

De Onde Vem

Ao contrário da crença popular, o fluido pegajoso e esbranquiçado não é produzido exclusivamente nos testículos. É, na verdade, a contribuição de três diferentes órgãos, os *testículos*, as *vesículas seminais* e a *próstata*. O componente que os testículos fornecem é de longe o menor, embora o mais importante: o *esperma*. Num homem normal, algo em torno de 100 a 600 milhões de células espermáticas acompanham cada ejaculação em busca de um ovário fertilizado para impregnar. Mas esses milhões de células constituem uma porcentagem minúscula do volume da ejaculação.

O esperma viaja de cada testículo por um par de tubos chamados *canais deferentes*, para ser estocado nas vesículas seminais. Essas vesículas são duas bolsas salientes como bandeiras hasteadas a um vento forte por trás da próstata e perto do ponto em que a uretra emerge da bexiga. Ali o esperma é misturado com o resto do fluido seminal, que é, essencialmente, o meio de transporte do esperma. Parte do fluido é produzida nas próprias vesículas seminais, e a outra parte é produzida na próstata, um órgão de forma oval do tamanho de uma passa de uva, localizada no pescoço da bexiga e envolvendo a uretra. A próstata não apenas contribui para o conteúdo do sêmen, mas também facilita o processo de ejaculação em si. Ela ajuda a fechar o fluxo de urina da bexiga quando um homem está excitado, para que o sêmen entre sozinho no pênis.

Assim, os complexos produtos dos testículos, da próstata e das vesículas seminais formam o fluido seminal, que é ejaculado no clímax do ato sexual. Todavia, devemos mencionar outra secreção que é realmente a primeira a emergir. Essa honra pertence a um fluido claro e pegajoso produzido nas *glândulas de Cowper*, que são mais ou menos do tamanho de ervilhas e se localizam bem sob a próstata. Pequenas gotas do fluido das glândulas de Cowper aparecem tipicamente na ponta do pênis durante o estágio de excitação. Alguns homens confundem isso com ejaculação, o que lhes causa pânico, achando que estão gozando muito depressa. Outros sabem disso, mas cometem o erro de pensar que o fluido não contém células espermáticas. Na verdade, ele pode conter algumas — e apenas uma é suficiente para impregnar um óvulo. O propósito do fluido das glândulas de Cowper é, segundo acreditamos, ajudar a lubrificar a vagina. A natureza não se esquece de nada.

O Ponto sem Volta

Com o suficiente estímulo a um pênis ereto, é disparada a ação da ejaculação. Como você naturalmente já deve ter constatado, o tempo necessário para que isso ocorra depende do indivíduo e das circunstâncias. A sensação de prazer também varia; um homem pode ver estrelas ou pode sentir-se até enfastiado. Até onde sabemos, as diferenças na intensidade e no prazer do orgasmo são estabelecidas no cérebro e se relacionam principalmente a fatores psicológicos e emocionais como novidade, amor, romance, fantasia, fatores físico-químicos e intensidade do ato antes do orgasmo. Mas o que ocorre *fisicamente* durante a ejaculação é sempre o mesmo, com pequenas variações, esteja um homem masturbando-se no banheiro ou fazendo amor sob uma chuva tropical com a mulher de seus sonhos.

O que ocorre é isso: quando um certo nível de excitação é alcançado, uma complexa cadeia de impulsos nervosos avisa os músculos na base da pélvis para que se contraiam. Esses músculos estão localizados no períneo, a área entre a parte traseira do escroto e a base do reto. Essas contrações fecham a saída da bexiga e abrem os dutos ejaculatórios para que o esperma e o fluido seminal possam entrar na uretra, onde os componentes são misturados. As contrações pélvicas são acompanhadas por contrações musculares em outras partes do corpo (como a parte baixa das costas e o abdome) e por um aumento no ritmo dos batimentos cardíacos e da respiração, transformando a ejaculação num fenômeno de todo o corpo.

É nesse ponto, quando as contrações dos músculos perineais começam a impulsionar com força o sêmen em sua rota através do pênis, que os homens sentem a sensação de que estão para gozar. A partir desse ponto, a ejaculação é inevitável. Assim, como veremos, qualquer esforço para adiar a ejaculação deve ser feito *antes* desse ponto sem volta.

A ejaculação é poderosamente impulsionada através do pênis desde a parte de trás da uretra até a saída pela extremidade. Ela esguicha-se para fora em vários jatos gelatinosos, que rapidamente se liquefazem num fluido opaco para ajudar os espermatozóides a nadarem até o ovário. A quantidade ejaculada varia com fatores como idade (quanto mais velho, menos sêmen) e o período de tempo decorrido desde a ejaculação anterior (quanto mais tempo, maior é a ejaculação). Estatisticamente, a quantidade de fluido seminal por ejaculação oscila entre um e meio e cinco centímetros cúbicos, com uma média de três centímetros cúbicos, que equivalem a cerca de uma colher de chá. O volume ejaculado decresce com a idade, porque o corpo simplesmente produz menos. A pressão da ejaculação também decresce com a idade, devido a um declínio natural na força muscular e mudanças no sistema vascular. Assim, enquanto um jovem pode projetar cinco centímetros cúbicos de ejaculação até o meio do quarto, um homem mais velho pode apenas despejar algumas gotas, mas o mecanismo é exatamente o mesmo.

É importante compreender que não existe qualquer correlação entre o volume da ejaculação e a intensidade do prazer experimentado. Alguns homens ficam desapontados se não produzem barris de esperma porque, por razões de ignorância, aprenderam a ligar sua masculinidade ao volume de sêmen produzido. Alguns chegam a se queixar comigo de que sua vida sexual é insatisfatória porque não ejaculam mais tanto como costumavam fazer. Quando lhes digo que *todos* produzem menos com a idade e que de qualquer modo isso nada tem a ver com prazer, acontece uma dessas duas coisas: ou eles começam a desfrutar de novo do sexo porque ficam aliviados dessa carga psicológica auto-imposta, ou são forçados a enfrentar o problema *real*, que pode ser desde um conflito com suas esposas a uma condição médica corrigível.

Parece haver uma correlação entre a força e a duração das contrações perineais e a intensidade do prazer, e por isso descreverei, num capítulo adiante, certos exercícios para fortalecer os músculos do períneo. Mas devo enfatizar um ponto importante: qualquer diferença na satisfação de uma ejaculação comparada com outra está centralizada principalmente entre suas orelhas, e não entre suas pernas ou no seu períneo. Um determinado orgasmo pode *parecer* especialmente satisfatório por causa da intensidade das emoções envolvidas, ou habilidades sexuais da parceira, ou de circunstâncias que cercam a experiência. Não é por causa do volume do fluido seminal. Se um orgasmo acompanhado por uma grande quantidade de sêmen *parece* incomumente intenso é devido a boas razões: as chances são de que o homem tenha passado um bom tempo sem ejacular. Quanto maior esse período, mais fluido é produzido nas vesículas seminais e mais "tensão" sexual sentirá, por causa da maior distensão das bolsas de estocagem. Quando finalmente ejacular, aliviará esse volume acumulado, e é por isso que se sentirá tão bem.

"Quero Ficar Sozinho"

Logo que a ejaculação se completa, o processo é revertido. A pressão do sangue e o ritmo dos batimentos cardíacos e da respiração caem gradualmente para os níveis de descanso. Você se sente saciado e relaxado, talvez sonolento. O escroto, que se contrai reflexivamente durante a excitação sexual, e os testículos, que se erguem dentro do saco escrotal, relaxam-se de volta à sua posição habitual. Quanto ao pênis, quando o sangue é drenado ele volta ao estado de flacidez, como se quisesse recolher-se em solidão e não ser visto. Além disso, a cabeça do pênis se torna extremamente sensível. Ele não quer ser tocado. Ele não quer ser chupado. Pode talvez arder ou doer se ele entrar em contato com alguma coisa. É como se, depois da ejaculação, o pênis acendesse um letreiro luminoso com os dizeres: DEIXE-ME SOZINHO!

É hora de descanso, quando o corpo masculino se restaura antes que possa ser excitado de novo. Durante o que é chamado *período refratário*, nenhuma quantidade de estímulo produzirá uma ereção ou ejaculação. Exatamente quanto tempo leva para seu equipamento ser restaurado varia consideravelmente de um homem para outro. E qualquer homem pode notar diferentes variações em seu período refratário, dependendo de sua parceira, das circunstâncias e de fatores como fadiga e estado geral de saúde. As duas principais variáveis que determinam a duração desse período refratário são a idade e o período de tempo desde a ejaculação anterior. Falando de forma geral, quanto mais idosos, mais tempo os homens precisam para descansar. O mesmo homem que, aos dezenove anos estava pronto para recomeçar cinco minutos depois de ejacular, aos quarenta pode precisar de uma hora e, aos sessenta, de um dia inteiro. E um homem que ficou sem fazer sexo por um longo período pode ser restaurado muito mais depressa do que se tivesse acabado de ejacular pela décima vez em dois dias.

O período refratário é a forma de a natureza assegurar que os homens não gastem sua energia quando não têm mais sêmen para contribuir, pois é durante a fase de descanso que as vesículas seminais se enchem de novo. Essas vesículas agem como um reservatório com um sistema de *feedback*. Quando estão vazias, ou o volume de fluidos seminais é pequeno, o corpo começa a produzir mais. Durante essa fase um homem deverá sentir pouco ou nenhum desejo e não responderá a esforços para excitá-lo. Assim que o suprimento de sêmen é reposto, as vesículas seminais se tornam distendidas, e quando se enchem a produção seminal é restringida. O período refratário está, para todos os propósitos, terminado.

As vesículas distendidas disparam então um sinal neurológico que produz uma sensação de "pressão" no períneo. Isso é o que produz o sentimento comum de estar "aceso". Assim que aquele letreiro luminoso se apaga, o garotinho se reanima, levanta a cabeça e começa a chamar a atenção para si.

Assim é a anatomia básica da ereção e da ejaculação, presumindo-se que tudo corra bem. Claro, é com aqueles momentos em que as coisas *não* correm bem — quando a fisiologia da ereção não funciona como esperado, ou o mecanismo de desintumescência ocorre em momentos inoportunos, ou a ejaculação é prematura — que todos os homens se apavoram. Portanto, vamos voltar nossa atenção para essa importante área.

6.

Quando a Mente Quer, mas o Corpo, Não

Anos atrás, no apogeu de Freud, chegou-se à conclusão de que a impotência era um problema psicológico. O homem que não conseguia ter uma ereção tinha que ser psicanalisado para descobrir as profundas e obscuras raízes de sua neurose. Depois aprendemos que problemas de ereção podem ser causados por distúrbios de ordem médica. Desde então, temos desenvolvido sofisticados mecanismos para distinguir entre impotência orgânica e debilidade do pênis causada por fatores psicológicos ou circunstanciais. E em casos em que a causa é claramente física, podemos também diagnosticar a causa precisa.

Os problemas sexuais que os homens trazem a mim se encaixam em três categorias básicas: desejo, ereção e ejaculação. As preocupações com a diminuição do desejo normalmente vêm de homens de meia-idade ou idosos que estão preocupados por não desejarem sexo tanto quanto antes. As preocupações quanto à ejaculação são de dois tipos: depressa demais e devagar demais; no jargão médico, prematura ou retardada. As queixas de serem rápidos no gatilho vêm principalmente de homens mais jovens, enquanto as de lentidão vêm dos mais velhos. Com raras exceções, os problemas sobre desejo e ejaculação não são tratáveis como distúrbios médicos, mas como problemas psicológicos ou comportamentais. Na verdade, em muitos casos o paciente com tais queixas na realidade não tem um problema, mas simplesmente está mal-informado sobre o que é normal e o que pode ser razoavelmente esperado.

Neste capítulo focalizarei as condições médicas que afetam o poder do pênis. Mas, primeiro, umas poucas considerações gerais devem ser feitas.

NÃO SEJA MAIS DOENTE DO QUE REALMENTE É

Num certo sentido, qualquer doença pode ter um impacto enfraquecedor na potência de um homem. A fraqueza geral e a fadiga que acompanham as doenças naturalmente afetarão seu tesão e sua capacidade de responder a estímulos. Além disso, dependendo da natureza do mal e de sua gravidade, a capacidade de movimentação do paciente também poderá ser limitada demais para poder fazer sexo normal. E em muitos casos a doença traz uma certa quantidade de depressão ou desespero, um sentimento de inadequação e uma imagem do corpo como deteriorado; tudo isso junto pode diminuir o poder do pênis mesmo se a doença em si não o faz.

Infelizmente, muitos homens doentes renegam a si mesmos como seres sexuais, convencendo-se de que não são mais capazes de atividades másculas e viris. Eles podem também tornar-se superprotetores, abstendo-se de qualquer esforço — mesmo de exercícios relacionados a sexo que podem fazer muito bem ao seu estado de saúde. As vítimas de artrite, por exemplo, às vezes se abstêm do sexo porque a dor em suas juntas os impede de mover-se tão vigorosamente como gostariam. Eles estão privando a si mesmos não somente de alguma alegria desejada e merecida, como também possivelmente de um aumento na variedade de movimentos e alívio da dor. Meus colegas reumatologistas me dizem que há evidências de que os que sofrem de artrite podem experimentar alívio da dor durante quatro a seis horas depois do orgasmo.

Infelizmente, alguns médicos reforçam aquele lado negativo. Eles recomendam a seus pacientes que limitem sua atividade sexual ou mesmo a suspendam completamente quando surge a doença. O médico que se guia pelos livros pode até dizer ao paciente que ele jamais voltará a ter "relações sexuais normais". Que maneira terrível de colocar as coisas! O paciente não apenas fica deprimido quando ouve isso, mas também leva ao pé da letra e acha que tem que aposentar seu pênis e abandonar inteiramente todos os prazeres sexuais e sensuais. Além disso, o prognóstico negativo do médico freqüentemente é errado. Há pouco tempo os médicos diziam a seus pacientes cardíacos e às pessoas com dor nas costas que evitassem exercícios; hoje prescrevemos programas de exercícios para sua reabilitação e lhes advertimos contra o sedentarismo. Em muitos casos o mesmo é verdade quanto ao sexo. Eu recomendo e encorajo meus pacientes a usarem seus pênis para pôr mais ânimo no leito do doente, ao invés de permitir que o pênis se atrofie antes do tempo.

Se o seu médico lhe diz que se abstenha de exercer seu poder do pênis, busque uma segunda opinião! Esse conselho pode privá-lo de algo que é mais confortante e benéfico do que uma boa gargalhada. Pelas minhas experiências, a doença pode limitar sua sexualidade, mas não precisa eliminá-la. Em muitos casos, trata-se meramente de uma questão de aprender novos hábitos. Seu estado pode significar que levará mais tempo para conseguir uma ereção, por exemplo; nesse caso, você pode aprender a ser mais paciente e sua parceira pode aprender novas maneiras de estimulá-lo. Sua doença pode tornar impossível fazer amor nas posições em que estava acostumado. Se for assim, pratique novas. Você poderá fazer sexo com menos freqüência ou menos vigorosamente, mas em vez de lamentar essa situação, poderá aprender a desfrutar totalmente da lenta e carinhosa sexualidade que estava acostumado a ignorar. Se tiver sexo com menos freqüência, você poderá ser capaz de desfrutar o sexo oral ou a masturbação mútua com *mais* freqüência. Tais mudanças tornam o sexo diferente, não inferior. Elas devem ser vistas como oportunidades para novas experiências, em vez de razões para sentir pena de você mesmo ou abandonar um dos maiores prazeres da vida.

"TENHO UM AMIGO QUE TEM UM PROBLEMA..."

Poucas coisas são mais difíceis para um homem do que admitir que está tendo problemas de ereção. Até mesmo confiar isso a um médico é tão embaraçoso que os homens adiam tanto quanto podem, às vezes até que seja tarde demais para corrigir a situação com facilidade. As mulheres talvez não possam entender a humilhação que um homem sente quando, no meio de apaixonadas carícias, seu pênis não consegue a ereção — ou quando um pênis ereto fica mole de repente e sem aviso. Quando uma mulher não se lubrifica, ela pode usar a vaselina ou seu parceiro pode usar a saliva. Mesmo que não esteja tremendamente excitada, a mulher pode prosseguir com o intercurso, e sempre que quiser pode *fingir* estar no auge da paixão. Um homem sem uma ereção não tem nenhuma saída. Com o pênis pendurado como uma bandeira num dia sem vento, ele fica desnudado de qualquer fingimento. Nenhum artifício pode compensar. Isso, para muitos homens, é um pesadelo pior do que perder um pênalti que daria o gol da vitória. Mesmo se acontecer apenas uma vez, o abalo pode ser devastador, já que poucos homens são capazes de esquecer. E quando isso acontece mais de uma vez, o abalo na auto-estima é alto na escala Richter de um homem. Contudo, eles *não deveriam* dar importância a isso, porque acontece de tempos em tempos a qualquer um.

Assim, quando um homem chega a meu consultório e me diz que está tendo problemas em conseguir ou manter uma ereção, sei o quanto é duro para ele admitir isso. A primeira coisa que faço e tentar deixá-lo à vontade. Tento rapidamente conquistar sua confiança com um sorriso encorajador e um ar amistoso, para que ele possa falar aberta e honestamente sobre essa situação tão delicada. Tendo estabelecido afinidade, faço um histórico médico. A primeira coisa que quero saber é se seu problema com ereções é de origem recente ou se vem ocorrendo há muito tempo. Também procuro saber se foi repentino ou gradual. Dependendo das respostas, faço então uma série de perguntas sobre sua vida pessoal e seu estado de espírito. Sigo um questionário, em que as respostas do paciente conduzem à pergunta seguinte, permitindo um diagnóstico apurado. Você ficaria surpreso com o número de homens que só me procuram quando já estão em completo estado de pânico quanto ao pênis, para então descobrir que seu problema não tem nada de físico, mas é algo circunstancial, como um casamento em crise, problemas de trabalho ou apenas fadiga.

Nesse ponto, se minha análise ainda não revelou uma causa óbvia, minha linha de inquirição se volta para fatores médicos. Quando o pênis deixa de funcionar dentro dos padrões esperados e os fatores psicológicos são afastados, o diagnóstico entra na categoria clínica de impotência orgânica. Mesmo que apenas uma pequena porção de homens que chegam a mim com queixas sexuais caia nessa categoria, minha primeira responsabilidade como urologista é procurar uma possível causa médica para o problema do pênis.

Antes de embarcar numa sofisticada avaliação médica, tenho que estar convencido de que o paciente é, de fato, fisicamente incapaz de ter uma ereção. O problema com freqüência é resolvido com uma pergunta. Por exemplo, no caso de um executivo de cinqüenta anos que me veio ver com uma pequena irritação no saco escrotal. Prescrevi-lhe um ungüento tópico e então fiquei ouvindo enquanto esse agressivo garanhão olhou para o chão e encabuladamente contou-me a razão real de sua visita: "Doutor, ultimamente não tenho conseguido levantá-lo." Ele disse que se sentia bem em outros aspectos e não estava sob qualquer grau excepcional de estresse.

Nesse momento, minha secretária tocou o interfone para dizer-me que a assistente do laboratório havia chegado para pegar uma amostra de sangue. Sabendo que era uma bela jovem (na verdade, um avião), aproveitei a oportunidade para usar uma ajuda visual para resolver o enigma do diagnóstico. Quando a assistente entrou na sala, trocamos alguns gracejos, dei-lhe a amostra e ela saiu. Observei enquanto meu paciente acompanhou com o olhar o seu corpo bem torneado, até ela desaparecer pela porta. "Se ela entrasse na sua", perguntei, "acha que teria algum problema em ficar de pé para a ocasião?"

"Está brincando, doutor?", disse o paciente. "Quando é que começamos?"

A questão médica estava resolvida. A debilidade do pênis estava dentro de seu quarto conjugal, e não em algum defeito anatômico de funcionamento de seu órgão. Claro que uma observação como essa não constitui prova científica, mas no caso desse paciente havia outra evidência. Ele confessou ter tido pouco tempo antes um caso com uma mulher que conheceu numa viagem de trabalho. Nessa ocasião não teve problemas com seu desempenho. Virtualmente certo de que o paciente não estava fisicamente debilitado, aconselhei-o dentro das linhas psicológicas e sugeri-lhe que ele e sua mulher procurassem um terapeuta sexual.

Para muitos pacientes a questão de saber se um problema de pênis é físico ou mental não pode ser resolvido numa entrevista. Como médico, tenho que usar critérios confiáveis e objetivos. E na verdade tenho um método infalível à minha disposição.

Ao Dormir, Há Boas Chances de Ficar Duro

Fato: todos os homens saudáveis têm ereções durante o sono, toda noite sem exceção. Cada episódio dura cerca de meia hora, mesmo que o pênis não esteja totalmente ereto o tempo todo. Todos os homens saudáveis, não importa a idade, têm essas ereções quatro ou cinco vezes numa noite, em ciclos, separados por uma ou duas horas. A maioria deles coincide com o estágio do sono chamado REM (do inglês *rapid eye movement* — movimento rápido do olho). É o período durante o qual ocorrem os sonhos, mas as ereções não são associadas ao conteúdo dos sonhos. Elas são completamente não sexuais por natureza; mesmo os bebês as têm.

Não quero criar a falsa impressão de que um pênis de vinte anos de idade adormecido age igual a outro de sessenta anos na mesma situação. O *tempo* total da intumescência noturna e a *duração* de cada ereção relacionam-se à idade; são mais longas na juventude, depois declinam gradualmente. Contudo, posso assegurar que os homens normais e saudáveis aos oitenta anos de idade ainda têm três ou quatro ereções por noite. Tudo isso significa que na média o pênis de um homem fisicamente saudável fica ereto mais de cem minutos numa noite.

Os urologistas não sabem qual o propósito dessas ereções noturnas ou que função — se é que existe alguma — elas têm no processo do sono. Mas felizmente elas nos dão uma importante ferramenta para o diagnóstico. Achamos que essas ereções noturnas não sexuais ocorrem pelos mesmos mecanismos que causam as ereções sexuais. Portanto, presumimos que se um homem tem ereções normais durante o sono ele é anatômica e fisiologicamente capaz de ter boas ereções durante o ato sexual. Nesse caso, podemos concluir que sua fraqueza de pênis não tem raízes em qualquer condição orgânica, sendo, em lugar disso, de origem psicológica. Por outro lado, se o paciente *não tem* ereções normais durante o sono, concluímos que alguma condição orgânica está impedindo o processo, e nosso diagnóstico é de impotência orgânica.

Se acontece de um de meus pacientes acordar no meio da noite e encontrar seu pênis a postos, ou se ele tem uma ereção quando acorda de manhã (o estado algumas vezes chamado de "tesão de mijo", porque a ereção matinal é com freqüência acompanhada da necessidade de urinar), ele terá o luxo de saber que seu pênis está em boas condições de funcionamento. Mas os urologistas têm uma forma mais convincente de fazer essa constatação — um processo de diagnóstico chamado teste de intumescência noturna do pênis (NPT).

Damos ao paciente um simples *kit* para levar para casa. Consiste no mais avançado trambolho com presilhas que se parece com um par de pequenas presilhas para medir a pressão do sangue. Elas são encaixadas em volta do pênis, uma na base e outra bem sob a glande. Confortáveis o suficiente para dormir com elas, mas seguras o bastante para não se soltarem, as presilhas são ligadas por fios a um medidor, que por sua vez está conectado a uma impressora, como as que são usadas nos detectores de mentiras. Se o pênis do paciente cresce, como numa ereção noturna normal, a pressão dentro das presilhas aumenta e a mudança é registrada na forma de gráfico na impressora. Com esses dispositivos podemos realmente medir o aumento no diâmetro e o grau de rigidez do pênis.

Esse simples método determina se o paciente é *fisicamente* capaz de conseguir uma ereção satisfatória. Seja qual for o resultado, meus pacientes invariavelmente se sentem melhor porque agora, pelo menos, o mistério e o tormento foram resolvidos. Eles ou se sentem aliviados em descobrir que podem, de fato, ter uma ereção e que não há nada errado medicamente, ou ficam aliviados por descobrir que o problema é físico e não mental. Uma vez que eu saiba que o problema é físico, poderei realizar o diagnóstico da verdadeira natureza do distúrbio e estruturar um plano de tratamento apropriado.

É interessante notar que, antes de dispormos de sofisticados aparelhos de monitoração, eu confiava num simples processo caseiro que ainda pode ser usado por pacientes que se intimidam com máquinas. Pegue uma cartela de selos postais e enrole-a em volta do pênis antes de ir dormir. Se, quando você acordar de manhã, as faixas picotadas entre os selos estiverem rasgadas, é bem provável que você tenha tido uma ereção durante a noite. O teste dos selos, embora cientificamente grosseiro, é bastante confiável.

Se o paciente não está tendo as ereções noturnas adequadas, então é hora de que eu proceda a uma completa avaliação urológica. Graças a alguns avanços médicos notáveis, distúrbios físicos que não costumavam ser detectados podem agora ser diagnosticados, e os homens que sofrem deles podem ser tratados medicamente. Nos velhos tempos esses homens poderiam passar anos em psicoterapia inutilmente, enquanto sua auto-estima e poder do pênis mergulhavam a níveis ainda mais profundos. A chave é obter um diagnóstico correto, e em muitos casos podemos determinar a causa em nossos consultórios. Há basicamente três categorias de distúrbios que provocam o fracasso do pênis: neurológicos, vasculares e hormonais. Devo acentuar de novo que, em tantos casos de debilidade do pênis que tenho visto em meu trabalho, somente um pequeno número se deve a causas orgânicas.

Distúrbios Neurológicos

Alguns pacientes são incapazes de gerar ou manter uma ereção, devido a deficiências na complexa rede de nervos que torna possível uma ereção. Em quase todos esses casos, a impotência é um sintoma de distúrbios neurológicos preexistentes, entre os quais esclerose múltipla, doença de Parkinson, doença de disco cervical e tumores ou danos na medula espinhal. Além disso, condições como alcoolismo de muitos anos e diabetes avançado podem conduzir a danos dos nervos periféricos e prejudicar as ereções.

Quando o histórico médico de um paciente revela algum desses distúrbios e as ereções noturnas não ocorrem, então há a suspeita de deficiência neurológica. Para verificar isso posso realizar um simples exame chamado teste de reflexo bulbocavernoso. Insiro um dedo enluvado no esfíncter anal do paciente, e com a outra mão aperto levemente a ponta do pênis. Se o arco de reflexo estiver funcionando devidamente, o esfíncter anal deverá contrair-se firmemente em torno do meu dedo. Com esse teste simples posso determinar se o arco de reflexo necessário para a ereção está funcionando.

Algumas condições neurológicas que causam debilidade do pênis são corrigíveis. Por exemplo, se um disco cervical danificado é corrigido cirurgicamente ou se um tumor espinhal é removido, o paciente pode recuperar a função normal. Contudo, infelizmente muitas causas neurológicas da insuficiência do pênis não são corrigíveis e estão fora da área de especialização do urologista. Normalmente, encaminhamos esses pacientes a neurologistas ou neurocirurgiões para outras avaliações e tratamento, se possível.

Distúrbios Vasculares

De todas as causas *médicas* do mau funcionamento do pênis, as mais comuns são de longe as doenças vasculares. Como vimos antes, a ereção é em grande parte uma função do fluxo de sangue. Os problemas podem ser causados por obstruções nas artérias que fornecem sangue ao pênis, ou por perdas no sistema venoso que ocorrem quando o sangue é drenado prematuramente para fora do corpo do pênis. Em outras palavras, se não entra em seu pênis sangue suficiente ou se o sangue não é mantido na quantidade suficiente, ele não pode permanecer ereto. Conseqüentemente, uma das primeiras coisas que procuro nos históricos médicos de meus pacientes é a evidência de doença cardiovascular — pressão sangüínea alta, dor no peito (angina), dor nas pernas depois de caminhar ou de exercícios (chamada claudicação) —, tudo relacionado a condições que entopem os vasos sangüíneos de seu corpo, e mais seguramente aqueles que servem o pênis. Por essa razão, a propósito, uma das coisas mais importantes que um homem que aspira ao poder do pênis pode fazer é manter boas condições cardiovasculares, mediante dieta, controle de peso e exercícios.

Discutindo com o paciente seus sintomas, posso avaliar bem se devo aprofundar os exames sobre possíveis distúrbios cardiovasculares. Há alguns anos era extremamente difícil identificar defeitos cardiovasculares no processo de ereção. Os testes eram demorados e difíceis de serem realizados e interpretados. Tudo isso mudou. Agora temos inúmeras técnicas simples e eficientes para identificar problemas vasculares.

Uma técnica simples envolve medir a pressão sangüínea do pênis. Usamos essencialmente a mesma tecnologia que se usa para a tomada de pressão normal, só que a faixa é bem menor do que a que colocamos em torno do braço. Medimos a pressão do sangue no pênis e na artéria braquial do braço (o lugar de rotina do exame de pressão) e obtemos uma taxa chamada índice peniano-braquial (PBI). Normalmente, a pressão sangüínea do pênis é igual ou maior que a da artéria braquial. Se ela for muito mais baixa, consideramos isso como uma indicação confiável de falha no fluxo sangüíneo para o pênis. Em alguns casos, medimos também o PBI antes e depois que o paciente se exercita numa bicicleta ergométrica. O decréscimo no PBI é evidência de um "furto da pélvis". Ele sugere que o sangue destinado ao pênis está sendo desviado para as pernas.

Um método mais moderno e mais sofisticado para identificar insuficiência arterial é a análise ultra-sônica de Doppler. Esse instrumento produz feixe de ondas ultra-sônicas que dirigimos para os vasos sangüíneos do pênis. O movimento das células sangüíneas envia um sinal de volta para o instrumento, e o sinal varia dependendo do volume do sangue que flui através dos vasos. O sinal ou é amplificado para um som audível ou então é gravado como ondas num gráfico. O procedimento é não-agressivo, indolor e extremamente preciso. Assim, sem ter que ligar aparelhos ao próprio pênis, podemos até medir o fluxo sangüíneo através das artérias individuais.

Ainda mais avançado, embora mais agressivo, é um método chamado arteriografia peniana. Injetamos um corante na artéria que supre o pênis e monitoramos o fluxo sangüíneo com um equipamento de raios X que seja sensível ao corante. Essa é de longe a maneira mais precisa de examinar as minúsculas artérias que suprem o pênis de sangue durante a ereção. Contudo, não o fazemos rotineiramente, porque é preciso anestesiar o paciente e injetar o corante diretamente numa artéria muito fina, às vezes produzindo complicações indesejáveis. Reservo esse procedimento para uns poucos casos especiais, como em pacientes com ferimentos grandes na pélvis, ou danos isolados de artérias que possam ser tratados com cirurgia.

No início da década de 1980, foi introduzida uma técnica revolucionária com importantes implicações positivas tanto para o diagnóstico como para o tratamento. Ela envolve injetar no pênis drogas vasoativas específicas, isto é, drogas que dilatam as artérias penianas. Isso aumenta dramaticamente o fluxo de sangue para o pênis, normalmente produzindo uma ereção imediata, independentemente de fatores mentais e mesmo com a presença de doença significativa dos vasos sangüíneos sistêmicos. As drogas injetáveis mais comumente usadas são a papaverina e a prostaglandina E. Pela minha experiência, as injeções são a melhor maneira de detectar problemas circulatórios. Com uma simples injeção, podemos determinar se o sistema arterial está intacto. Então o pênis fica duro ou não.

Às vezes usamos essas injeções em conjunto com um processo chamado penograma por radioisótopos. Injetamos um material radiativo inofensivo no pênis. Então, usando uma câmera sensível a material radiativo, podemos obter uma medida precisa e quantificável do fluxo de sangue através do pênis. Os pacientes normais exibirão um marcante aumento de radiatividade, o que não ocorrerá com aqueles com fluxo sangüíneo debilitado. Hoje em dia, esse método quase não é usado para diagnosticar problemas vasculares, mas sim para avaliar resultados de processos de tratamento.

Se meu paciente só consegue ereções parciais, ou as perde quando muda de posição, posso também suspeitar de problemas com o fluxo de sangue *fora* do pênis — um escapamento venoso. Em alguns casos, o sangue flui normalmente para o pênis, mas não é mantido em seus corpos cavernosos o tempo suficiente para manter a ereção porque o mecanismo valvular nas veias não está funcionando adequadamente para segurar o sangue. Uma nova tecnologia de raios X nos permite diagnosticar um escapamento venoso.

Para mim, esses métodos inofensivos e indolores de medir a dinâmica do pênis representam um milagre médico. Agora que podemos medir o fluxo de sangue através de cada vaso do pênis, podemos diagnosticar corretamente obstruções e escapes nos vasos sangüíneos. Ainda mais espantoso, podemos tomar providências precisas para corrigir esses problemas. Mais adiante descreverei o uso de injeções de papaverina e prostaglandina para restaurar o poder do pênis, especialmente em homens idosos (veja o Capítulo Sete).

Distúrbios Hormonais

A doença endócrina mais comum associada à fraqueza do pênis é de longe o diabetes. O diabetes é uma síndrome caracterizada pela secreção anormal de insulina, que regula precisamente a quantidade de açúcar no sangue circulante. É a principal causa de arteriosclerose generalizada (endurecimento das artérias) e neuropatia generalizada, um distúrbio que destrói os nervos por todo o corpo. Com relação ao poder do pênis, o diabetes é uma dupla ameaça: pode causar sérios danos aos vasos sangüíneos e aos nervos que vão para o pênis. Um número significativo de meus pacientes jovens diabéticos experimenta uma redução gradual na *sensibilidade* do pênis e um declínio na firmeza da ereção. Infelizmente, muitos diabéticos acabam tornando-se inteiramente incapazes de um desempenho sexual normal.

Devo enfatizar que nem todos os diabéticos estão condenados à debilidade do pênis. Se o diabetes for diagnosticado cedo e devidamente controlado por meio de dieta, medicação oral, injeções de insulina e exercício, há uma boa chance de restaurar o poder do pênis — ou jamais vir a enfraquecê-lo.

Outras condições hormonais também podem afetar o poder do pênis. Elas incluem o funcionamento anormal da tireóide — uma glândula tireoidal pouco ativa, ou superativa; a superprodução do hormônio prolactina, que é normalmente um efeito colateral de certas medicações; tumores na glândula pituitária; ou uma deficiência de testosterona, o hormônio sexual masculino. Uma vez diagnosticadas, essas condições são facilmente corrigíveis.

Num pequeno número de meus pacientes um exame de sangue pode revelar níveis anormalmente baixos de hormônio masculino (testosterona). Muitos pacientes que desenvolvem essa condição sofreram dano testicular ou tiveram caxumba quando crianças. O vírus da caxumba pode conduzir à orquite, uma inflamação que provoca o atrofiamento dos testículos, tornando-os então deficientes na produção de testosterona. Esses pacientes são tratados com injeções periódicas de testosterona para elevá-la a níveis normais. Isso funciona efetivamente para restaurar o pleno poder do pênis do paciente. A chave é reconhecer a causa da deficiência testicular.

Devo enfatizar que não há razão legítima para usar testosterona se o nível do sangue circulante já é normal. Contrariamente à crença de muitos de meus pacientes, o hormônio *não* melhorará a *performance* do pênis daqueles cujo nível é normal. Não é só isso: a testosterona e seus derivados, os famosos esteróides anabólicos, podem provocar sérios efeitos colaterais. Se um homem cujo nível de testosterona está dentro da escala normal consome quantidades adicionais, seja oralmente ou por injeções, um sinal é enviado aos testículos para *reduzir* a produção de hormônio masculino. Através de um complexo mecanismo de *feedback*, o corpo está orientado a manter exatamente a quantidade certa da testosterona circulante. Ele só pode usar uma determinada quantidade de testosterona. Se você acrescenta algo por fora, o computador do corpo diz: "Ei, estou ficando cheio dessa testosterona. Vou mandar os testículos pararem de produzi-la." Resultado: "testículos minúsculos".

O uso generalizado de esteróides por atletas e cultores do corpo é alarmante o bastante; pensar que alguns homens podem tomá-los na vã esperança de aumentar seu poder do pênis é ainda mais aflitivo. Tenho visto em meu consultório inúmeros belos espécies masculinos — atletas e astros de cinema cujos corpos parecem esculpidos em mármore — que descobriram para seu horror que os esteróides estavam destruindo sua fertilidade e sua vida sexual. Seus testículos haviam mirrado para o tamanho de ervilhas. Isso não vale a pena, mesmo para homens cuja fortuna depende de sua imagem muscular. Para o homem médio que toma esteróides anabólicos, como testosterona ou seus derivados, na esperança de que isso irá transformá-lo num garanhão, é loucura total.

AS DROGAS E O PODER DO PÊNIS

Drogas de Receitas

Um produtor de televisão de quem tratei de uma infecção urinária certo dia veio ver-me. No instante em que entrei na sala de exames soube por sua expressão facial que ele não viera por causa da infecção. O que quer que estivesse em sua cabeça era sério, e não algo a respeito de que ele achasse fácil falar. Finalmente, ele disse: "Doutor, não consigo mais endurecer." Fiquei chocado. Ele tinha a reputação de grande conquistador e orgulhava-se muito do poder do seu pênis.

Conversamos um pouco sobre o que estava acontecendo em sua vida. Sondei a possibilidade de que ele, como solteiro que gostava de variar de parceiras, pudesse sentir-se assustado com a epidemia de Aids. Ele rejeitou isso; tinha sempre o cuidado de dormir apenas com parceiras confiáveis e só praticava sexo seguro. Suspeitei que ele pudesse estar sob pressão ou esgotamento físico, dadas as exigências de sua profissão. Contudo, ele assegurou-me que sua vida não o estava pressionando mais do que antes, quando não tinha problemas com o pênis e, na verdade, usava o sexo como uma válvula de escape para sua grande tensão. Seus fracassos recentes não tinham precedentes e ele não conseguia imaginar o que estava ocorrendo.

Enquanto fazia seu histórico médico em preparação para um exame completo, deparei com a resposta. Depois que eu o vira pela última vez, ele descobriu que estava com pressão alta. Mas não era a hipertensão que estava afetando o poder do seu pênis, era a medicação que ele vinha tomando para controlá-la.

Inúmeras drogas terapêuticas podem causar problemas de ereção ou de ejaculação, mesmo em homens com excelente disposição sexual. Infelizmente, pouquíssimos estudos científicos rigorosos foram realizados; assim, muito do que conhecemos sobre a fraqueza do pênis associada ao uso de medicamentos comuns é anedótico ou informado por fabricantes como possíveis efeitos colaterais. Quando suspeito que um remédio pode ser responsável pelo problema de um paciente, faço um teste informal, reduzindo a dosagem ou eliminando inteiramente o medicamento para ver se o poder do pênis do paciente é restaurado. Naturalmente, isso é feito com a cooperação do médico principal, sendo observadas todas as salvaguardas possíveis. No caso do produtor de TV, pouco tempo depois de reduzirmos a dosagem de seu medicamento anti-hipertensivo, ele voltou à sua antiga forma.

Remédios para a pressão sangüínea não são os únicos culpados, embora provavelmente sejam os mais comuns. Se você consultasse o *Physician's Desk Reference* (a bíblia dos efeitos colaterais dos remédios), poderia verificar que a disfunção sexual está relacionada como efeito colateral em potencial de virtualmente todos os agentes anti-hipertensivos. Os medicamentos funcionam de formas diferentes para baixar a pressão sangüínea, por isso seus efeitos no pênis também variam. Por exemplo, a incidência de debilidade do pênis entre aqueles que tomam reserpina chega a atingir de 30 a 40 por cento; os que tomam guanetidina têm 40 por cento de chances de ter deficiência ejaculatória, e cerca de 20 por cento de chances de ter problemas de ereção. Se você está tomando agentes anti-hipertensivos e suspeita que eles estejam afetando adversamente seu poder do pênis, consulte seu médico. Talvez você possa mudar para um tipo de remédio cujos ingredientes não o privem de ser um homem superpotente.

Outros medicamentos podem diminuir o poder do pênis, inclusive alguns diuréticos. Certos remédios usados para tratar da ansiedade, da depressão e de outros distúrbios psiquiátricos podem causar diminuição da libido, retardamento da ejaculação ou problemas de ereção. Vários medicamentos contra úlcera também podem causar impotência em alguns pacientes porque interrompem a produção de testosterona.

Devo advertir aos que estejam tomando medicamentos sob prescrição médica para que não interrompam o tratamento arbitrariamente ou alterem a dosagem. Se você suspeita que seu poder do pênis foi afetado por um remédio, consulte seu médico antes de fazer alguma coisa por conta própria. Essa é uma área extremamente complicada. Mesmo um excelente médico nem sempre está apto a dizer com certeza se a medicação está causando o problema. Muitas forças podem contribuir para sua incapacidade de obter uma ereção, não apenas os medicamentos. Muitos pacientes que tomam tais remédios têm idade avançada, sofrem de mais de uma doença, tomam uma variedade de remédios e têm outros hábitos que podem afetar seu poder do pênis.

E há também a própria doença fundamental. A pressão alta pode enfraquecer o poder do pênis por si mesma; na verdade, aproximadamente 10 por cento dos pacientes que necessitam de medicamentos anti-hipertensivos tinham uma debilidade do pênis significativa mesmo *antes* de começarem o tratamento. Da mesma forma, a depressão pode causar problemas sexuais. Como podemos estar certos de que é a doença, ou o remédio ou uma combinação dos dois? Além disso, os efeitos sexuais colaterais dos remédios devem ser pesados com relação às conseqüências das próprias doenças. Em alguns casos, mudar os remédios ou alterar a dosagem é uma solução fácil. Contudo, quando isso não é possível pode ser melhor viver com o poder do pênis reduzido do que arriscar agravar um estado clínico grave por interromper o tratamento. Tais decisões requerem um julgamento clínico delicado, daí porque é importante ter uma discussão franca e meticulosa com seu médico e uma análise rigorosa de todas as opções possíveis.

Drogas Recreativas

Cenas como a ocorrida com o produtor de TV têm-se repetido muitas vezes em meu consultório, não apenas com relação a medicamentos prescritos, mas também com as chamadas substâncias recreativas. Vício ou abuso podem causar de tudo, desde a falha temporária do pênis à impotência em longo prazo, e os culpados são muitos. Algumas drogas proporcionam a *ilusão* de aumento da sexualidade porque acalmam e reduzem as inibições. Mas, repetindo a observação de Shakespeare, as drogas podem aumentar o desejo, mas reduzem a *performance*.

Como diz um velho ditado, "bombons são um requinte, mas a bebida é mais rápida". Todos conhecemos a rotina. Você toma uns poucos drinques e tudo se levanta, desde a sua língua até seus sapatos. Tímidos começam a dançar, a língua presa se torna cândida e verborrágica, e o sexualmente reprimido se torna um conquistador. E se o objeto de sua atenção também andou bebendo, de repente tudo se torna possível. Por essas razões, para algumas pessoas o álcool se tornou parte de um namoro tanto quanto a meia-luz. Não há nada de perigoso na bebida tomada com critério e moderação; se reduz a ansiedade, tranqüiliza e adia um pouco a ejaculação, o álcool pode ser um benefício para o poder do pênis. Infelizmente, pode também ser o maior inimigo do seu pênis. Se você exagera da bebida, seu pênis irá dormir quando deveria acordar.

Eis os efeitos para quem abusa do álcool: é mais difícil ficar excitado, leva muito tempo para ejacular, o prazer e a intensidade dos orgasmos são reduzidos e a rigidez do pênis diminui bastante. Mais de 50 por cento dos alcoólicos crônicos experimentam impotência total ou parcial. Os efeitos em curto prazo parecem estar baseados na ação sedativa do álcool sobre o sistema nervoso central. Os efeitos em longo prazo ou crônicos, que têm sido bem documentados, incluem grave dano nervoso, que pode diminuir a sensibilidade do pênis e impedir a capacidade de ereção.

Inúmeros pacientes me disseram que a maconha aumenta seu poder do pênis. Meu palpite é de que os efeitos são similares aos do álcool. Estudos indicam que a maconha retarda o processo ejaculatório; assim, a ereção pode ser mantida por um longo período antes do orgasmo. Para um jovem que costuma ser rápido no gatilho isso pode ser visto como aumento de potência. Além disso, a maconha reduz os mecanismos inibitórios, baixa a ansiedade e intensifica as sensações eróticas.

Entretanto, devo recomendar extrema cautela quanto a concluir que a maconha é um afrodisíaco ou pode ajudar o poder do pênis. Primeiro, porque seus efeitos sobre a sexualidade podem ser ilusórios, uma vez que se trata de substância que altera a mente. Depois, suspeito que, como o álcool, ela pode ser prejudicial ao poder do pênis em longo prazo. Há evidências de que fumar maconha por muito tempo enfraquece o estado geral da pessoa e reduz a energia e a motivação. Tais efeitos não combinam com o homem superpotente.

Quando Cole Porter escreveu "Não me excito com cocaína", talvez não estivesse pensando em sexo, mas a mensagem se aplica: no que concerne ao poder do pênis, a cocaína certamente não é estimulante. Em curto prazo ela tem um efeito excitante sobre o sistema nervoso. Pode estimular a excitação e fazer com que toda experiência sensorial *pareça* mais intensa. Mas em longo prazo a cocaína é uma maldição ao poder do pênis. Ela transformará um homem superpotente num superimpotente. Farmacologicamente, a cocaína diminui a ação do neurotransmissor catecolamina, que é essencial para que o processo de ereção se complete adequadamente. A falha em obter e manter ereções é uma queixa comum dos que abusam dessa droga. Com ela, nenhum homem que aspire ao poder do pênis chegará até lá.

Quanto às outras drogas ilícitas, nenhum homem superpotente deve recorrer a elas. Com relação às anfetaminas, é bom lembrar o cartaz da década de 1960 que dizia: "Aceleração mata." Elas certamente destroem a libido, a função ejaculatória e as ereções. Seu impacto sexual em longo prazo é devastador, como é o caso das drogas da família dos narcóticos como heroína, codeína e Demerol. Universalmente, os usuários dessas drogas experimentam uma redução drástica da libido, assim como dificuldade crônica de ereção. Inquestionavelmente, essas drogas recreativas produzem a antítese do poder do pênis.

Mais uma droga deve ser mencionada, especialmente desde que há muito tempo ela tem sido associada a rituais de acasalamento: a nicotina. Como se não houvesse razões suficientes para parar de fumar, ou para jamais começar, considere isso: o fumo está ligado à debilidade do pênis. Inúmeros estudos demonstram que os fumantes prevalecem entre os homens impotentes. Em outro estudo, animais expostos à fumaça do tabaco ou que receberam nicotina por injeção intravenosa ficaram incapazes de produzir ou manter ereções. A razão científica para tudo isso é simples: a nicotina contrai os vasos sangüíneos. Quando você fuma, o suprimento do sangue arterial para o pênis é reduzido, tornando mais difícil conseguir uma ereção firme. Ponto pacífico: fumar é ruim para seu pênis tanto quanto para seus pulmões. Se você quer ser um sujeito com poder do pênis, simplesmente diga não à nicotina.

DOENÇAS DA PRÓSTATA E OUTRAS DOENÇAS UROLÓGICAS

Jerry era um professor de química de sessenta e seis anos que me veio ver porque estava tendo dificuldade em urinar. Levantava-se três ou quatro vezes por noite para urinar, sua urina fluía devagar e de forma irregular, e ele tinha a sensação de não ter esvaziado a bexiga completamente. Esses sinais eram indicativos de uma próstata dilatada, uma condição comum nos homens mais velhos. A próstata é como um colar ou uma rosca que circunda o pescoço da bexiga. Pode-se visualizar a bexiga como um balão de cabeça para baixo. Com a idade, a próstata do homem tende a ficar maior, o que significa que o orifício da rosca fica menor. A redução do orifício comprime o pescoço da bexiga, tornando o ato de urinar mais difícil e levando a bexiga a trabalhar mais para esvaziar-se.

Isso pode conduzir a outros sintomas além dos que Jerry relatou, como sangue na urina, um jato urinário gotejante, dor na hora de urinar, incontinência ocasional e às vezes dor na parte de baixo das costas, na pélvis ou no baixo abdome.

Fiz um histórico médico detalhado de Jerry, depois do que procedi a um exame retal com meu dedo educado e enluvado para verificar o tamanho e a consistência de sua próstata. Depois usei um dispositivo que mede a taxa do fluxo urinário e a capacidade do paciente de esvaziar completamente a bexiga. Um teste de ultrasom, que projeta ondas sonoras através da próstata para procurar sinais de câncer, deu resultado negativo.

Finalmente, usei um citoscópio, um impressionante instrumento que é inserido diretamente no canal urinário e serve como telescópio. Com a ajuda de diferentes lentes, posso realmente examinar todo o comprimento da uretra, e ver diretamente a próstata e o interior da bexiga. Isso me permite procurar tumores, pólipos, pedras e outras causas de irritação, além de verificar o tamanho e o grau da obstrução prostática.

Como muitos pacientes, Jerry ficou alarmado quando eu lhe disse que queria usar o citoscópio. "Você quer enfiar o quê onde?", desesperou-se. Assegurei-lhe que não haveria nenhum dano, nem dor. Com uma simples anestesia local, o processo é inteiramente indolor. Pode ser perfeitamente realizado no consultório em menos de um minuto. Na verdade, disse-lhe que se doesse ele não pagaria nada — uma promessa que faço sem hesitar, e não gosto de trabalhar de graça.

Depois desse exame completo, concluí que a próstata de Jerry havia aumentado a ponto de eventualmente causar danos à sua bexiga ou aos seus rins. Recomendei-lhe uma operação — uma prostatectomia. Jerry entrou em pânico. Começou a suar e a gaguejar. Não porque estivesse com medo de entrar na faca, não porque não confiasse em mim para realizar a operação (que já realizei com sucesso em milhares de pacientes, inclusive no irmão mais velho e num tio de Jerry), mas porque ele achava que a operação poderia causar-lhe debilidade do pênis.

A reação de Jerry é tão comum entre os homens com doença da próstata — na verdade, com qualquer tipo de problema na área pélvica —, que devo expressar-me em letras maiúsculas: PROSTATECTOMIA, QUANDO REALIZADA DEVIDO A DOENÇA BENIGNA, NÃO CAUSA IMPOTÊNCIA OU QUALQUER PERDA DO PODER DO PÊNIS!

Hoje em dia, operações da próstata para doenças benignas não requerem nem mesmo uma incisão cirúrgica. Meu método preferido é a prostatectomia transuretral (TURP). Virtualmente todas as obstruções prostáticas benignas podem ser curadas dessa maneira, que alguns de meus pacientes apelidaram de "técnica *roto-rooter*". Da mesma forma como com o citoscópio, a TURP envolve entrar no corpo através do canal urinário. É inserido assim um dispositivo cortante e coagulante, que me permite, em essência, desentupir o orifício comprimido na rosca. Com um araminho, eu raspo a porção do tecido prostático que está obstruindo o fluxo da urina. O método é rápido, relativamente indolor, e de longe o mais simples e seguro para aliviar a obstrução da próstata. O paciente normalmente deixa o hospital em um, dois ou três dias, e o período de recuperação é curto. Ao contrário do processo antigo, que requeria uma incisão abdominal, a probabilidade da debilidade do pênis pós-operatória é virtualmente nula.

Se, como Jerry, você é um homem superpotente capaz de ter ereções firmes *antes* de uma TURP, você continuará a ser assim depois. Na verdade, é possível que seu poder do pênis seja melhorado. Não por alguma coisa que a cirurgia faça aos seus genitais, mas porque algumas das conseqüências do aumento da próstata — como distensão da bexiga, inchação abdominal, dor pélvica, pressão retal — podem reduzir o seu bem-estar geral e, conseqüentemente, sua sexualidade. Pela minha experiência, ante a melhoria da qualidade de vida que um paciente pode experimentar depois de uma cirurgia transuretral da próstata, seu poder do pênis também deve aumentar.

Em resumo, não hesite em corrigir um problema da próstata com a cirurgia de rotina porque você tem medo de perder seu poder do pênis. Seu medo é injustificado. A próstata é um órgão secundário. Não é diretamente responsável pela ereção ou pela ejaculação. Se você vai fazer uma cirurgia prostática, você poderá voltar a assistir a uma sessão inteira de cinema ou dormir a noite toda sem ter que correr para o banheiro, sabendo que seu pênis continuará a proporcionar-lhe os prazeres que sentia antes.

Existe, contudo, um possível efeito colateral para uma TURP que deve ser mencionado: ejaculação retrógrada. Em cerca de 30 por cento de pacientes pós-TURP, pouco ou nenhum sêmen sai do pênis. Ao invés disso, quando o paciente chega ao orgasmo, o sêmen é ejaculado *para trás,* dentro da bexiga. Isso é inofensivo; o esperma é evacuado depois ao urinar-se. Naturalmente, a ejaculação retrógrada apresenta um obstáculo à fertilidade. Entretanto, com relação ao seu poder do pênis, a situação é mais perturbadora psicológica do que clinicamente. Isso não afeta a sensação do orgasmo. Uns poucos de meus pacientes me disseram que essa ejaculação para trás "torna o sexo cerca de 10 por cento menos divertido". Não posso endossar pessoalmente essa estimativa, mas suspeito que essa pequena redução no gozo se deve a que os homens se sintam esquisitos, e não a qualquer diferença física. Normalmente, eles se acostumam a fazer isso e chegam a rir do fato de que suas parceiras acham o sexo mais limpo do que antes. Em qualquer circunstância, a ejaculação retrógrada é um pequeno aborrecimento a ser aceito em favor do benefício de curar o aumento ou a obstrução benigna da próstata.

A TEMÍVEL PALAVRA QUE COMEÇA COM C

Outra doença que afeta o sistema geniturinário traz consigo uma ameaça maior, tanto para a vida como para o poder do pênis. Refiro-me principalmente ao câncer.

Recentemente, a taxa de câncer da próstata entre os homens ultrapassou a do câncer do pulmão. Cerca de um em cada onze homens nos Estados Unidos deverão desenvolver essa doença. A taxa de incidência aumenta dramaticamente com a idade; 80 por cento dos atingidos têm mais de sessenta e cinco anos. O tratamento depende de vários fatores, inclusive a condição física do paciente e o tipo de estádio das células cancerígenas. Em muitos casos o tratamento recomendado é uma prostatectomia radical. Isso envolve a remoção cirúrgica da próstata *inteira,* ao contrário de apenas a porção que obstrui o fluxo da urina no caso da doença benigna. Quando os pacientes ouvem isso, concluem que vão acabar permanentemente impotentes. "Era melhor você cortar logo meu pênis!", lamentam eles. Mas em muitos casos esse medo não se justifica.

Como mencionei antes, a próstata é um órgão secundário no que se refere ao sexo. Seu pênis pode funcionar perfeitamente sem ela. Todavia, a antiga cura cirúrgica para câncer da próstata deixava de 60 a 80 por cento dos pacientes impotentes porque danificava o feixe vital de nervos que torna possível a ereção. Hoje em dia já desenvolvemos um processo de preservação dos nervos mais preciso, o que reduziu dramaticamente a incidência de fraqueza pós-operatória do pênis. Aproximadamente 80 por cento de nossos pacientes recuperam-se com o seu poder do pênis intacto.

Minha primeira obrigação, naturalmente, é fazer a melhor operação de câncer que puder. Se o tumor da próstata estendeu-se para o feixe de nervos adjacente, então cortarei o feixe de nervos para remover o tecido maligno. Como qualquer paciente sensível deve admitir, a principal responsabilidade do cirurgião é eliminar o câncer efetivamente. Às vezes, infelizmente, preservar a vida do paciente requer o sacrifício do poder do pênis. Faço todo o possível para evitar essa contingência, mas quando é absolutamente necessário, fazemos a escolha sabendo que podemos tomar providências posteriores para ajudar a restaurar o poder do pênis.

Existe uma situação similar em outros tipos de câncer do trato geniturinário. Uma notável tecnologia recente nos permite diagnosticar o câncer da bexiga e dos rins no estádio inicial e tratá-lo de forma que se preserve o poder do pênis. Mesmo quando o cirurgião é forçado a remover a bexiga, a próstata, *vas deferens* (canais deferentes) e bexigas seminais de uma só vez, o paciente pode ainda conseguir uma ereção, se os feixes de nervos vitais forem preservados.

O câncer testicular, que afeta principalmente os jovens, é relativamente raro e é o tumor mais facilmente tratável de todos os que atingem o sistema geniturinário. Ainda no início da década de 1980, mais de 90 por cento dos pacientes com certos tipos de câncer testicular não sobreviviam cinco anos; hoje em dia a grande maioria é curável. Em muitos casos em que a cirurgia é necessária, removemos um dos dois testículos, uma vez que o câncer raramente afeta ambos ao mesmo tempo. A gônada sobrevivente compensará produzindo testosterona adicional. E mesmo se tivermos de remover ambos os testículos, podemos preservar o funcionamento normal da masculinidade com injeções ou pílulas de testosterona.

Uma última situação merece menção. Infelizmente, para os pacientes que se submetem a transplantes de rins, o prognóstico quanto ao poder do pênis não é bom. A principal razão para isso é que esses pacientes normalmente têm graves distúrbios básicos, como diabetes avançado e/ou extensiva doença vascular ou nervosa. Enquanto meus pacientes com apenas um transplante de rim freqüentemente mantêm o poder do pênis, aqueles forçados a se submeterem a um segundo transplante geralmente depois têm falha de ereção, porque o suprimento de sangue que ordinariamente serve ao pênis é "emprestado" ao rim recém-transplantado.

Da mesma forma, muitos pacientes com deficiência de rins são submetidos a diálises enquanto esperam por um órgão em boas condições para o transplante. Durante essa fase noto que a libido e a função sexual normalmente declinam. Além disso, mais da metade de meus pacientes em diálise crônica desenvolvem debilidade do pênis baseada na destruição de sua doença básica, certas complicações endócrinas e desespero psicológico.

AS BOAS NOTÍCIAS

Agora que examinamos as condições físicas que podem diminuir ou destruir o poder do pênis, devo enfatizar certos pontos. Primeiro, os distúrbios que discutimos não são uma sentença de morte para o poder do pênis. Somente *alguns* diabéticos, *alguns* homens com doenças nervosas, *alguns* alcoólicos e *alguns* pacientes com câncer são impotentes. As condições que discutimos podem produzir apenas perda *parcial* do poder do pênis, ou mesmo nenhuma perda. E em muitos casos o impacto no poder do pênis pode ser revertido com tratamento médico ou mudanças no estilo de vida — abandonando as substâncias destrutivas, por exemplo, ou controlando o diabetes com dieta e insulina, ou aumentando o fluxo sangüíneo com melhor alimentação, medicação apropriada e exercícios.

Em segundo lugar, mesmo com distúrbios orgânicos comprovados, uma parte significativa da fraqueza do pênis está na mente. Já triste com o diagnóstico de sua doença, fisicamente fraco e emocionalmente vulnerável, o paciente descobre que os homens em suas condições podem ter problemas de ereção. Somente esse pensamento pode enfraquecer o poder do pênis de todos, exceto os pacientes autoconfiantes e positivos.

Como em qualquer revés, a atitude é vital. Um homem doente com uma mente positiva encontrará maneiras de continuar a desfrutar de sua sexualidade da melhor maneira possível. Mesmo que tenha de desenvolver sua imaginação e alterar completamente seus hábitos sexuais, mesmo que tenha que limitar drasticamente suas atividades, um homem com uma atitude superpotente pode manter seu poder do pênis apesar de sua condição física. Tenho tido pacientes confinados a cadeiras de rodas que se adaptam às suas circunstâncias e elaboram para si mesmos uma nova e superpotente maneira de viver. Onde há poder do pênis há um jeito.

7. Curas Médicas Para Problemas Médicos

Ainda há esperança, mesmo para os homens com verdadeira perda física do poder do pênis. A tecnologia moderna tem registrado tremendos avanços, permitindo-nos ajudar homens com atitudes superpotentes a funcionarem o mais normalmente possível, mesmo com impotência orgânica irreversível. O progresso nessa área tem sido tão notável que cerca de 75 por cento do que fazemos hoje não podia ser feito há apenas cinco anos. Vejamos algumas opções.

LEVANTANDO-O

Quando a circulação normal que resulta numa ereção boa e firme não pode ocorrer devido a um distúrbio físico, podemos produzir em seu lugar uma ereção *farmacológica* perfeitamente funcional. Nosso método preferido é injetar um medicamento no corpo do pênis. A principal droga utilizada é a prostaglandina E, uma substância vasoativa que relaxa os músculos lisos nas paredes das artérias penianas, aumentando o fluxo sangüíneo para dentro do membro através de vasos que estão parcialmente bloqueados, normalmente por placas arterioscleróticas. Os resultados são formidáveis. Em cinco a dez minutos o pênis torna-se semi-ereto, e bastante rígido em quinze minutos. Na maioria dos casos, ele permanece ereto de trinta a cinqüenta minutos. Significativamente, as drogas não têm qualquer efeito sobre o orgasmo ou a ejaculação.

Desde que começamos a injetar essas drogas com segurança, há alguns anos, já recuperamos milhares de homens com fraqueza do pênis para uma vida sexual ativa e plena. Depois de determinar a droga indicada e precisar a dosagem para cada paciente, nós o treinamos meticulosamente a aplicar as injeções em si próprio. Utilizamos uma pequena seringa com uma agulha fina, similar à usada pelos diabéticos que se auto-injetam insulina. Uma vez que achamos que o paciente domina a técnica, nós o instruímos a injetar a medicação antes da relação sexual. É simples e indolor, e os resultados são automáticos; a injeção produzirá ereção até num paciente anestesiado. E o mais interessante é que o efeito pode ser modificado por estímulos externos. A estimulação erótica *aumenta* o efeito do medicamento, provavelmente por intensificar a circulação de neurotransmissores que o cérebro libera quando está sexualmente excitado. Esses agentes químicos complementam a dinâmica das drogas. Por outro lado, verificamos que a falta de privacidade no consultório do médico pode *reduzir* o efeito das drogas. Assim, a boa notícia é esta: as drogas tendem a funcionar melhor no quarto do paciente do que no consultório médico.

Nem é preciso dizer que essas drogas só devem ser usadas sob estrita supervisão médica. Nossas instruções devem ser seguidas com precisão, e é essencial um acompanhamento ativo. Além disso, por causa de possíveis efeitos colaterais, certos homens não podem usar medicamentos injetáveis: aqueles com problemas como varizes, quando o sangue tende a juntar; aqueles com distúrbios sangüíneos como leucemia; aqueles com doenças cardiovasculares instáveis e sintomas como desmaios. E, ainda, aqueles cuja destreza limitada ou vista ruim pode conduzir a erros ao preparar a seringa ou ao injetar o medicamento tampouco devem usar essas drogas. Além do mais, sou bastante cauteloso em prescrever esse método para pacientes que considero emocionalmente instáveis, pois são propensos a usá-la de forma errada. Em tais casos, recomendo com firmeza um aconselhamento psicológico antes de administrar as drogas.

Um possível mau uso do medicamento injetável é sua utilização excessiva. Lembro de um paciente meu extremamente rico, um homem na casa dos sessenta anos com um histórico de atividade superpotente. Claro que ele reagiu com grande consternação quando um problema cardiovascular o tornou fisicamente impotente, sobretudo porque pouco tempo antes ele tinha-se casado com uma famosa beldade vinte anos mais jovem. Prescrevi-lhe papaverina, estipulei a dosagem apropriada e ensinei-lhe a autoaplicar as injeções. Ele voltou para casa na Europa e ficou algum tempo com a mulher em seu iate no Mediterrâneo. De tempos em tempos ligava-me para informar que tudo estava indo muito bem. Quando ele voltou a Los Angeles, veio fazer o exame de controle clínico e elogiou muito a terapia. Disse que havia trinta e cinco anos não fazia sexo tão bom — três vezes ao dia, às vezes por horas seguidas.

Ele não podia estar mais feliz. E eu não podia estar mais alarmado. Instruíra-o especificamente a não injetar o medicamento mais do que uma vez a cada dois dias. Disse-lhe que o que ele estava fazendo era perigoso. "Como isso pode ser perigoso?", contestou. "Você sempre me disse que o sexo é um excelente exercício. Sinto-me maravilhosamente bem."

A questão não era essa. Eu estava preocupado com os possíveis efeitos colaterais das ereções medicamente induzidas seis horas por dia! O perigo é uma condição conhecida como priapismo — uma ereção persistente e dolorosa que não é acompanhada por excitação sexual. O problema é causado se a ereção durar tempo demais; o sangue represado no pênis não é drenado. Isso pode resultar em dano permanente aos delicados sinusóides dentro do pênis, conduzindo a uma impotência tão grave que nem drogas injetáveis poderiam revertê-la.

O priapismo é a complicação mais grave que pode resultar

dessa forma de terapia. Isso ocorre raramente, e quase sempre depois do uso errado da medicação, mas quando ocorre temos que agir rapidamente para evitar dano permanente. Instruímos o paciente, para nos telefonar imediatamente se uma ereção durar mais de duas horas. Se isso ocorrer, pedimos que ele vá ao consultório imediatamente. Injetamos uma solução de Neo-Sinefrina diretamente no corpo do pênis para reduzir gradualmente a intumescência. Na verdade, muitas vezes damos aos pacientes, para conservar em casa, uma seringa de emergência com uma dose apropriada de Neo-Sinefrina. Outros efeitos colaterais que às vezes ocorrem são tontura, dor de cabeça, um gosto metálico na boca, equimose ou inflamação do pênis, sensação de dormência e inchação ou angulação depois da injeção. Na maioria das vezes, trata-se de complicações locais leves que podem ser evitadas se o paciente seguir fielmente as instruções.

Essas instruções, devo acrescentar, são extremamente rigorosas. O uso de injeções auto-administradas é uma das áreas em que o "consentimento informado" é vital. Minha equipe e eu passamos muito tempo com o paciente e sua parceira explicando a ação dos medicamentos, a teoria por trás da terapia, a dosagem e aplicação apropriadas, os riscos e os possíveis efeitos colaterais. A cada paciente é dado ainda um envelope com material impresso para levar para casa.

Uma das principais considerações para o urologista é determinar a dosagem apropriada. Nem todos os homens reagem da mesma maneira a determinada dose de uma droga vasoativa. Temos que descobrir a quantidade precisa para cada paciente para atingir a meta: uma ereção que dure de trinta a quarenta e cinco minutos sem efeitos colaterais. A dose ideal varia, dependendo da causa básica do problema, do estado da mente do paciente e do ambiente psicológico em que ele a toma. Somente depois de testar minuciosamente dosagens diferentes em meu consultório sob condições clínicas controladas, ensino o paciente a auto-aplicar a injeção. Nunca permitimos que um paciente administre medicamentos em si mesmo até que estejamos absolutamente certos de que ele já domina todas as habilidades necessárias.

A resposta do paciente ao tratamento varia. Num extremo, há pacientes como o rico europeu recém-casado que ficou tão satisfeito que abusou do privilégio. No outro extremo, há aqueles que interrompem a terapia, seja por temerem possíveis complicações, seja por estarem temerosos quanto a se auto-aplicarem as injeções, ou ainda por não gostarem da perda da espontaneidade causada por ter de parar e injetar o medicamento. A grande maioria fica no meio, agradecida pela tecnologia médica que lhes permite uma vida sexual satisfatória e talvez até mesmo conquistar a superpotência, apesar de suas limitações médicas.

PROCEDIMENTOS CIRÚRGICOS

Ouço com freqüência a pergunta sobre se posso transplantar pênis da mesma forma que faço com rins. A resposta é um enfático não. Não podemos facultativamente transplantar *qualquer* apêndice a esse ponto, muito menos numa função que depende de complexa mistura de nervos, sangue e variáveis hormonais, tudo isso apoiado em mecanismos de *feedback* delicado. Com toda minha fé na ciência moderna, não posso imaginar um tempo quando homens impotentes serão rejuvenescidos pelo transplante cirúrgico de genitais verdadeiros. Mesmo se essa tecnologia fosse possível, temos tantas alternativas mais simples que duvido que algum dia isso venha a ser usado.

Como muitos problemas de ereção são causados por insuficiente fluxo de sangue para o pênis, a ciência médica naturalmente tem procurado métodos para reverter esse problema. Até agora os estudos têm sido concentrados nas formas de transferir sangue dos vasos vizinhos para as artérias profundas do pênis. Essas experiências, que ainda estão em sua infância, demonstraram algum sucesso em jovens que sofreram trauma pélvico agudo. Contudo, devido à complexa anatomia vascular do pênis, ainda não conseguimos repetir o sucesso que tivemos com operações de pontes coronárias e o tratamento de outros distúrbios arteriais. Prevejo que por volta do ano 2000 técnicas cirúrgicas se tornarão aplicáveis a muitos tipos de impotência orgânica causada por obstrução de vasos sangüíneos.

Também tem sido realizado um trabalho experimental no outro extremo da ereção: evitar vazamento venoso. Como mencionei antes, uma ereção não pode ser mantida a menos que as veias no corpo cavernoso segurem o sangue. Com processos modernos de diagnóstico podemos dizer quando o sangue está deixando os canais venosos em quantidades anormais. Embora o trabalho nessa área ainda esteja em sua infância, pode-se praticar a cirurgia em pacientes selecionados para impedir o retorno do fluxo do sangue do pênis.

O processo cirúrgico mais comum para a impotência é a implantação de uma prótese peniana. A combinação de *designs* engenhosos, competência técnica e durabilidade tornou possível o implante dessas próteses *diretamente* dentro do pênis. Ao longo dos anos, foi desenvolvida uma variedade de dispositivos que podem ser facilmente implantados sem exigir internação hospitalar. Isso proporcionou uma solução permanente para milhares de homens organicamente impotentes que têm um compromisso com o poder do pênis e a motivação para se submeterem à cirurgia. Esses dispositivos tornam possível a total satisfação sexual com um baixo índice de falhas. Em fins da década de 1980, cerca de trinta mil próteses eram implantadas a cada ano no mundo inteiro. Desde a introdução dos medicamentos injetáveis, contudo, esse número declinou drasticamente.

Existem basicamente dois tipos de próteses. O mais antigo é o chamado implante maleável, que consiste em hastes semi-rígidas colocadas nos corpos cavernosos (que normalmente se enchem de sangue para criar uma ereção), tornando o pênis rígido o bastante para permitir a penetração. O problema com esses dispositivos é que eles não mudam em comprimento ou circunferência, o que significa que o homem tem que andar por aí o tempo todo com o pênis meio duro. O dispositivo é flexível o suficiente para pender-se num formato algo disfarçável, mas o pênis parece pouco natural e pode ser fonte de algum embaraço na praia ou na academia de ginástica.

O segundo tipo é a prótese inflável. Esta consiste em dois cilindros infláveis que são implantados cirurgicamente nos mesmos canais dos corpos cavernosos, mais uma bomba e um reservatório cheio de fluido normalmente implantado ou no saco escrotal ou no baixo abdome. Quando o paciente deseja uma ereção, simplesmente aciona a bomba várias vezes e o fluido corre do reservatório para os cilindros. Estes se expandem e intumescem, imitando uma ereção natural. Depois da relação sexual, simplesmente se aciona uma válvula liberadora e o fluido corre de volta para o reservatório, enquanto o pênis retorna ao estado flácido.

Como esse dispositivo inflável permite ao usuário o pleno controle e deixa o pênis com uma aparência relativamente normal, esse tipo de implante é bem mais preferido por meus pacientes que desejam fazer uma prótese. Contudo, ele requer um processo cirúrgico mais complicado e tem um índice maior de mau funcionamento do que os implantes maleáveis, que não têm partes móveis ou conexões. Além disso, corrigir falhas mecânicas não é como abrir o capô de um carro e substituir um cabo de vela; requer outra incisão cirúrgica.

No passado, os dispositivos infláveis freqüentemente apresentavam falhas mecânicas, muitas vezes exigindo repetidas cirurgias. Os recentes aperfeiçoamentos dos fabricantes têm sido fantásticos, e a tecnologia promete avanços ainda maiores. Prevejo que se as próteses infláveis continuarem a ser lucrativas para os fabricantes, os investimentos para pesquisas e aperfeiçoamentos aumentarão e conduzirão a componentes inquebráveis que produzirão ereções virtualmente iguais às naturais.

Uma palavra sobre minha tomada de decisões: antes de considerar um paciente para uma prótese, excluo meticulosamente todas as condições médicas *corrigíveis*. Para mim, o implante é o último recurso de tratamento. Quando minha decisão é tomada, informo ao paciente dos prós e contras de todos os dispositivos disponíveis. Ainda recomendo os dispositivos maleáveis para muitos pacientes obesos, por exemplo. Se o pênis fica parcialmente oculto por uma barriga protuberante, sua aparência artificial não será tão notada. Entretanto, num homem magro o dispositivo ergue-se como o proverbial dedo duro. Feita a escolha, o dispositivo é implantado, normalmente sob anestesia local, com um cilindro colocado de cada lado dos corpos cavernosos. O processo cirúrgico leva de trinta a quarenta e cinco minutos. Complicações durante e depois da cirurgia são extremamente raras, e o desconforto pós-operatório dura relativamente pouco. O corpo tolera o implante quase como se fosse feito de carne e osso.

Devo destacar que cada prótese é produzida sob medida para o paciente; ela tem que ser moldada para preencher o comprimento e a circunferência exatos do corpo cavernoso. Não podemos implantar uma prótese que seja menor, ou as ereções terão uma ponta caída (a chamada deformidade SST, em referência ao nariz do avião supersônico Concorde); não podemos tampouco implantar um dispositivo que fará o pênis maior, apesar das fantasias de muitos pacientes. Em outras palavras, depois da prótese, o pênis funcional, tanto ereto como flácido, será do tamanho exato que era antes do implante.

O candidato ideal para uma prótese é alguém com todas as características mentais de um homem superpotente, mas que esteja incapaz de conseguir uma ereção satisfatória por causa de um distúrbio médico real. Penso, por exemplo, num paciente meu de um país distante cuja cultura é bastante diferente da nossa. Um dos homens mais ricos do mundo, é casado há trinta e cinco anos com uma mulher a quem ama e também tem uma concubina — um costume aceito em sua sociedade. Esse homem tornara-se pai de pelo menos uma criança por ano, durante vinte anos, até desenvolver diabete, que se tornou tão grave, que ele ficou incapaz de ter relações sexuais normais. Depois de considerar todas as opções, ele optou por uma prótese peniana. Desde a operação, ele e sua adorável mulher (e também a concubina) são muito gratos porque o poder do pênis — que nunca abandonou seu coração — foi também restaurado no resto de seu corpo.

Pensar na renovação desse homem, entretanto, traz à mente outro cavalheiro daquela mesma parte do mundo, o exemplo perfeito da razão *errada* para ter uma prótese. Membro de uma família real, ele veio ao meu consultório quando tinha quarenta e dois anos, por causa de um problema urológico não relacionado à sexualidade. Quando o examinei, notei que seu pênis era tremendamente feio. Ele tinha uma prótese primitiva, que havia sido implantada anos antes, quando ele tinha apenas vinte e sete anos. Naquela época os dispositivos disponíveis eram rudimentares mesmo na América, e os dele haviam sido implantados num país do terceiro mundo muito pobre em tecnologia médica. Visualmente o resultado era grotesco.

Ele me perguntou se eu poderia melhorar aquela aparência. Resolvi abrir mão da oportunidade de realizar o que poderia ser uma cirurgia essencialmente estética, mas estava curioso de saber *por que* havia sido realizada a primeira operação. Ele não tinha doenças orgânicas, mesmo assim, antes dos trinta anos de idade, escolhera enfrentar a dor, o constrangimento e o risco de ter um plástico implantado em seu pênis. Suas razões eram tão repulsivas quanto a prótese em si. Parecia que ele era tão rico que poderia ter qualquer coisa no mundo. Tinha todas as casas, barcos, aviões, carros e brinquedos com que um homem pode sonhar. Com um estalar de dedos, podia cercar-se de mulheres lindas e desejosas — e ele estalava os dedos constantemente quando viajava fora de seu rigoroso e conservador país. Tinha tudo que o dinheiro pode comprar, mas o número e a freqüência de suas ereções eram limitadas por sua fisiologia. Então ele *comprou* para si mesmo uma ereção ilimitada. Aquele não era um homem superpotente. Sua visão distorcida do pênis e de seu poder representa a melhor razão possível para *não* ter uma prótese peniana.

Um candidato mais típico, que eu rotineiramente desencorajo a fazer um implante, é o aposentado de oitenta anos que me procura para um exame rotineiro da próstata e apresenta a novidade de que "não consegue mais levantar". Ele quer uma prótese igual a de um amigo seu. A cirurgia restaurou a vida sexual de seu amigo, então por que não a dele? Depois de algumas perguntas, revela-se esse panorama típico: ele está casado há mais de quarenta anos com a mesma mulher, e o casamento lhe trouxe mais contrariedades do que alegrias; tem uma saúde razoavelmente boa, mas é quase sempre um homem mal-humorado e amargo com pouquíssimos interesses e baixa auto-estima. Na verdade, ele não tem mais prazer em viver. Não há nada de errado com seu aparato sexual que uma mudança de atitude e um renovado gosto pela vida ou uma nova parceira não possam curar. Em tais casos minha recomendação é *contra* o implante.

Por que recusá-lo quando realizei a operação em seu amigo? Porque seu amigo era um homem de setenta e tantos anos que continuava envolvido com seu trabalho e desfrutava inúmeras atividades recreativas. Era um homem animado, um viúvo com mais de uma namorada mais jovem. Um homem superpotente cujo poder do pênis não correspondia à *performance* de seu pênis devido a um problema vascular que também exigira uma cirurgia de ponte de safena. Este homem era um candidato perfeito para um implante; seu amigo, não.

DISPOSITIVOS MECÂNICOS

Para homens impotentes que buscam uma alternativa para a cirurgia ou a auto-injeção, existem vários outros dispositivos no mercado. O mais popular deles é conhecido sob a denominação de "terapia externa de vácuo". Essencialmente, esses aparelhos produzem ereções mediante a imitação da fisiologia do sexo oral. Eles usam a *sucção*. Primeiro, o pênis é encaixado num cilindro de plástico. É então criado um vácuo, drenando o sangue para o pênis e provocando sua expansão. Quando o pênis se torna rígido o bastante para a penetração — normalmente em 1 ou 2 minutos —, o paciente remove o cilindro e coloca um anel de borracha em volta da base do pênis. O anel impede o refluxo venoso, e assim a ereção pode ser mantida o tempo suficiente para o sucesso do ato sexual.

Em sua maioria, considero seguros os dispositivos a vácuo fabricados por empresas de renome. Suas vantagens são o baixo custo, pequeno risco de efeitos colaterais e a dispensa de cirurgia, medicamentos ou injeções. As *desvantagens* são: eles são de manejo difícil e levam alguns minutos para serem instalados, reduzindo assim o prazer e a espontaneidade do ato amoroso; além disso, em alguns pacientes o anel pode inibir a ejaculação.

No todo, a terapia do vácuo é uma alternativa razoável para muitos homens, especialmente para os que sofrem de perda *parcial* da ereção e para os que estão inseguros de colocar uma prótese ou a se auto-injetar medicamentos. Profissional e pessoalmente, eu recomendaria o bom sexo oral à moda antiga!

Dispositivos mecânicos só devem ser usados sob a supervisão de um médico. Advirto os pacientes com distúrbios sangüíneos como leucemia ou problemas de coagulação para não usá-los. E eles principalmente não devem ser usados por homens saudáveis que os vêem como maneiras fáceis de melhorar sua *performance* sexual. Isso seria a antítese do verdadeiro poder do pênis.

AFRODISÍACOS E OUTRAS SUBSTÂNCIAS

Virtualmente todas as culturas em cada período da história têm seu registro de substâncias, em princípio plantas, que supostamente estimulariam o desejo sexual e aumentariam a virilidade. A lista vai desde o famoso besouro espanhol a complexas combinações de ervas chinesas. Não posso dizer se essas substâncias funcionam mesmo ou se seus efeitos são atribuíveis ao efeito placebo. Adianto-me a acentuar, contudo, que a ciência médica encontrou pouquíssimas evidências de que os afrodisíacos funcionem, e não conheço nenhuma substância ingerível que cure a fraqueza do pênis.

Com a exceção de hormônios, a substância que tem recebido mais divulgação ultimamente é a *ioimbina*. Derivada da casca da árvore chamada quebracho, ela tem sido considerada um afrodisíaco por culturas nativas há centenas de anos, e os primeiros estudos, iniciados em 1978, em certo grau consubstanciaram a alegação. O eminente cardiologista Christian Barnard utilizou a ioimbina em pacientes de transplantes que haviam desenvolvido impotência e anunciou resultados satisfatórios em 75 por cento dos seus casos. No entanto, a terapia com ioimbina não é aceita por nossa comunidade médica em geral; não compreendemos sua ação bioquímica, e a pesquisa foi complicada pelo fato de que a substância foi usada em combinação com outras, como a testosterona.

Mais recentemente, em meados da década de 1980, estudos de pesquisadores confiáveis proporcionaram resultados estimulantes. Num grupo de pacientes com impotência orgânica, cerca de 20 por cento informaram o retorno satisfatório da função sexual depois de tomarem a ioimbina. Aproximadamente o mesmo número informou uma recuperação parcial, e os restantes disseram não ter notado nenhuma diferença. Pacientes identificados como *psicologicamente* impotentes informaram ter tido um índice ainda mais alto de melhora: cerca de um terço deles disse ter conseguido uma recuperação completa; outro terço reportou uma recuperação parcial, mas o terço restante não apresentou qualquer mudança.

Exatamente em que extensão a ioimbina é eficiente, e para quais homens sob que condições, ainda está para ser verificado. Mas até agora tenho poucas razões para achar que essa substância pode ajudar a homens com fraqueza do pênis.

Outra substância que encerra promessas é a nitroglicerina, um potente relaxante dos músculos lisos que ligam as paredes de todas as artérias. Essa droga tem sido usada há muitos anos no tratamento da angina do peito, que é causada pela redução do fluxo sangüíneo ao músculo do coração, resultando em forte dor no peito associada ao exercício. Uma vez que a nitroglicerina é eficaz quando tomada oralmente ou como uma pasta ou emplastro aplicado sobre o peito, os primeiros estudos sugerem que ela possa produzir ereções sem a necessidade de ser injetada diretamente no pênis. Teoricamente, poderíamos aplicar a pasta de nitroglicerina no corpo do pênis e aumentar o fluxo sangüíneo o bastante para produzir melhores ereções. Esses estudos controlados demonstraram uma pequena melhora tanto na qualidade como na quantidade das ereções. Contudo, são necessárias pesquisas adicionais antes que a nitroglicerina possa ser considerada um tratamento viável para a fraqueza do pênis.

Além disso, há razões para suspeitar de possíveis efeitos colaterais. Um de meus pacientes teve de parar de usar a pasta de nitroglicerina quando fazia amor porque a substância era absorvida pela mucosa vaginal de sua mulher, provocando graves dores de cabeça. O mesmo, a propósito, pode ser verdade quanto ao minoxidil, uma substância apontada como de ajuda para o crescimento de cabelos em homens calvos. Como se trata de uma substância vasoativa, algumas pessoas sugeriram que, esfregando-a no pênis, poderiam produzir melhores ereções. Faço a você uma advertência veemente para que se abstenha de uma experiência com tais produtos até que conheçamos mais sobre eles. Há muitas alternativas já testadas. Além disso, já imaginou? Você pode fazer crescer cabelo em seu pênis!

Prevejo que num futuro próximo veremos o uso generalizado de tratamentos farmacológicos seguros e confiáveis para certos tipos de impotência orgânica. Sejam eles com a ioimbina, a nitroglicerina, o minoxidil ou substâncias que ainda não foram descobertas, isso ainda veremos. Minha previsão é de que por volta do ano 2000 os pacientes não precisem mais usar injeções de substâncias vasoativas para induzir ereções, mas que tenhamos medicamentos orais e/ou tópicos que produzam os mesmos efeitos vasculares.

Para resumir a mensagem deste capítulo, homens que têm uma determinação superpotente mas são limitados por doenças ou acidentes podem recuperar seu poder do pênis com ajuda médica. É um avanço magnífico, o que promete até mesmo um amplo progresso num futuro próximo. Contudo, devo repetir que somente uma pequena porcentagem de homens com problemas do pênis tem verdadeira impotência orgânica. A grande maioria tem pênis normais e perfeitamente capazes, servidos por órgãos auxiliares em bom funcionamento. Não há nada de errado com eles fisicamente. Para esses milhões de homens, cirurgias, drogas e ajudas mecânicas não têm lugar. A resposta para eles está entre suas orelhas.

8. Quando Tudo Está na Cabeça

"Há algo de errado comigo, doutor", disse Steve, um advogado de trinta e nove anos. "Quero fazer um exame urológico completo." Perguntei-lhe qual era o problema. "Conheci uma mulher maravilhosa", disse ele. "Tivemos uma noite terrível em nosso primeiro encontro. Ela me convidou à sua casa, uma coisa leva a outra, e antes que me desse conta estávamos na cama. Mas, eu... bem... não pude... o senhor sabe..."

Eu sabia e muito bem. Tenho ouvido isso muitas vezes de pacientes histéricos. Steve estava apavorado com a idéia de que houvesse algo de errado com seu pênis. No entanto, sua impossibilidade de conseguir uma ereção com essa mulher maravilhosa nada tinha a ver com fisiologia. Ele passara por um divórcio amargo e levara algum tempo para se acostumar a ser solteiro de novo. Até esse encontro fatal havia muitos anos que ele nem mesmo beijara outra mulher além da sua. Steve não estava impotente, estava apenas nervoso. A novidade da experiência, a excitação de se encontrar com alguém de quem gostava, e sua ânsia de agradá-la e de se demonstrar um digno parceiro de cama, tudo isso conspirou para criar um dos maiores inimigos do poder do pênis: a *ansiedade*.

Ocorre mais fraqueza do pênis na primeira vez que um homem está com uma mulher especial do que em qualquer outra ocasião. E o triste é que, quando isso acontece, os homens se sentem tão humilhados que algumas vezes procuram qualquer desculpa para não se encontrarem de novo com a mulher, privando a si mesmos do que poderia ter sido um bom relacionamento. Encontrei até homens que, depois de vários constrangimentos, se afastaram completamente das mulheres que os fascinavam. Eles se tornaram, na verdade, prisioneiros celibatários da ansiedade do desempenho do pênis.

Isso acontece demais com os jovens. Veja, por exemplo, o caso de um universitário primeiranista chamado Clifford, que estava atormentado por ejaculação prematura e falha de ereção. No ginásio, quando ele já estava duvidoso de sua masculinidade e iludido pelas bravatas dos colegas, suas primeiras experiências sexuais foram desastrosas. Clifford continuou tentando e, como era um rapaz forte e simpático, não tinha dificuldade em atrair garotas. Mas quando o sexo não funcionava, ele ficava tão mortificado que nunca tentava uma segunda vez com a mesma garota. E suas *primeiras* vezes tornaram-se ainda piores porque a ansiedade quanto à sua *performance* crescia com cada lembrança ruim. Por fim, ele parou de namorar completamente; apenas se limitava a acompanhar moças a eventos sociais, assim não tinha que ir sozinho. Na universidade, inventou uma namorada fictícia de fora da cidade, para que ninguém fizesse má idéia dele. Mas na verdade Clifford estava aceso como o diabo e cansado de se masturbar, e finalmente tomou coragem para me contar sobre seu "problema mecânico".

Sua auto-estima sexual levara uma tal surra, que ele estava convencido de que necessitava de ajuda médica. Depois que o examinei, sentamo-nos em meu consultório. "Você não está com nenhum problema mecânico, Cliff", disse-lhe eu. "Está com um problema de atitude." Assegurei-lhe que experiências como a sua não eram raras. Disse-lhe que é como subir na bicicleta outra vez depois de cair: você tem que fazer isso — no caso dele, de preferência na mesma bicicleta. Encorajei-o a encontrar uma garota de quem gostasse e ficar com ela o tempo necessário para se sentir calmo e confiante quando estivessem na cama. E, acrescentei, se as coisas não correrem bem da primeira vez, não entre em pânico. Se a garota tiver coração, ela entenderá, e da próxima vez você estará muito mais relaxado.

Clifford ficou tão aliviado em ouvir que não estava doente, que parecia que eu o examinara por uma suspeita de câncer. Realmente, em poucas semanas ele se apaixonou por uma jovem meiga e compreensiva, e o namoro transformou-se num relacionamento firme e sexualmente satisfatório.

A primeira vez com uma nova parceira sexual pode ser a experiência mais excitante do mundo, mas por vezes essa mesma excitação pode conduzir a uma fraqueza temporária do pênis, e já sabemos como uma experiência ruim pode transformar-se num padrão. Isso acontece com uma porção de jovens como Clifford, e com homens maduros que estiveram fora de circulação como Steve. No caso de Steve, aplica-se o mesmo conselho: vá com calma, seja paciente, pare de exigir pressa de si mesmo, pare de considerar-se inadequado, e encontre uma parceira que o faça sentir-se seguro e confortável. Isso funcionou para ele, e também funcionará para você, se está numa situação dessas.

O principal nessas histórias não é apenas que os primeiros encontros podem ser tão traumáticos quanto excitantes; há ainda inúmeras outras razões para a fraqueza temporária do pênis, mas quero começar por discutir a *ansiedade de desempenho*. Pela minha experiência, essa é a principal causa de falha do pênis, e parece acontecer muito mais quando o homem está com uma nova parceira ou se sente pressionado a medir-se segundo algum padrão.

O ponto importante é que o que você acha que é um problema físico provavelmente está apenas em sua mente. As chances são de que a causa seja algo simples e óbvio, como a comum e normalíssima ansiedade quanto à *performance*, ou alguma outra coisa que pode estar relacionada a uma mudança de perspectiva ou de circunstâncias. Se você deixar que a ansiedade se apodere de você, estará fazendo uma tempestade num copo d'água. Isto é, ao invés de uma ereção monumental, você acabará com uma animação à meia bomba por temores infundados.

Não deixe que um simples desapontamento o convença de que é menos do que um homem ou que há alguma coisa errada com seu pênis. Perder uma ereção de vez em quando faz parte do sexo, tanto quanto um jogador de futebol perder um pênalti ou um atirador errar o alvo. Quando isso acontecer, não desanime. Se ficar preso à lembrança do fracasso, este certamente se tornará a semente de futuros fracassos. Se um craque ficar pensando em seus erros anteriores cada vez que entrar no campo, você sabe qual será o resultado: logo, logo ele vai acabar pendurando as chuteiras por causa dos erros.

ACENTUE O POSITIVO

Tome como exemplo a lição de homens de sucesso em outros campos. Quando encontro homens em posição de liderança, observo que eles nunca pensam em termos de fracasso. Eles nem mesmo usam essa palavra. Preferem "engano", "equívoco" ou "revés", porque a palavra que começa com F implica uma certa finalidade ou permanência que eles simplesmente não aceitam. Pessoas de sucesso focalizam-se em metas positivas. Elas jogam toda sua energia na tarefa que têm em mãos. Não olham para trás, não fabricam desculpas, e não ficam intimidadas com os reveses. Se as coisas não vão bem, elas analisam a situação e usam as lições que aprenderam para lavrar futuros triunfos.

Naturalmente, você tem que aprender as lições certas de seus reveses. Esse era exatamente o problema com Clifford e Steve. Eles tiraram as conclusões *erradas*. A lição que eles usaram foi: "Há algo errado comigo." É lógico que não é essa a atitude de um homem bem-sucedido em qualquer campo, e não é a atitude que irá fortalecer seu poder do pênis.

O especialista em administração Warren Bennis cunhou uma

expressão para representar a atitude superpotente no que se relaciona à ansiedade quanto à *performance*: o "fator Wallenda". Ele escolheu esse nome por causa do famoso equilibrista Karl Wallenda. Quando Wallenda caminhava pelo cabo sem nada entre si e o chão, ele jamais pensava em falhar. Ele era intrépido e aparentemente impermeável ao perigo de cair. Ele nem pensava em *não* cair ou em *não* passar vergonha. Toda sua atenção estava concentrada no que tinha a fazer naquele momento. Infelizmente, enquanto a carreira de Wallenda ilustra a importância de se ter a atitude certa, seu último ato demonstrou o que acontece se você não a tem.

Em 1978, antes de iniciar uma travessia vinte metros acima do solo, por alguma razão inexplicável Wallenda estava diferente. Sua mulher contou: "Nos três meses que antecederam aquela apresentação, tudo que Karl pensava era em *cair*. Ele jamais pensara assim antes, e parece-me que pôs todas suas energias em *não cair* em vez de atravessar aquele cabo." Pela primeira vez, ele supervisionou pessoalmente a instalação do cabo e verificou se as amarras do cabo estavam seguras. Acredita-se que, por causa dessa preocupação com a queda, o grande Wallenda despencou para a morte.

Metaforicamente falando, é exatamente o que Clifford, Steve e milhões de outros homens fazem quando se aproximam do sexo com a mente consumida pelo medo do fracasso. Você acaba concentrando-se em como não passar vergonha, em vez de concentrar-se em se divertir e extrair o máximo de prazer para você e para sua parceira. Aprenda a lição da história de Wallenda: não pense em cair, não pense em reveses passados, não pense em mais nada a não ser na tarefa que tem em mãos. Concentre-se completamente na experiência sensual de fazer amor.

O que você poderá fazer se *tiver* a ansiedade do desempenho? Vamos começar com a antecipação de usar seu pênis. Quando você começa a sentir-se ansioso ou temeroso, deve entender que está programando sua mente para o fracasso. Pare o que estiver fazendo, acalme-se e lembre a você mesmo que "você não tem nada a temer a não ser o próprio temor". Qual é a pior coisa que poderia acontecer? Envergonhar-se? Bem, você só poderá envergonhar-se se se deixar envergonhar. Se você acha que para um "homem de verdade" não existe a hipótese de perder a ereção ou acabar depressa demais, então ficará envergonhado se essas coisas acontecerem. Mas se realmente tiver consciência de que essas coisas acontecem vez por outra a *todos* os homens de verdade, não se sentirá envergonhado se acontecer. E daí, se você *ficar* envergonhado? Até onde isso é mesmo ruim? Ponha na cabeça que a pior coisa que você talvez seja capaz de prever não é absolutamente nenhum desastre. Isso o ajudará a manter-se calmo e despreocupado, e se você se sentir dessa maneira seu pênis também se comportará por si mesmo. Se você desenvolver a capacidade de rir de si mesmo e desse seu apêndice imprevisível, ele cumprirá seus desejos.

Livre-se completamente dos pensamentos negativos. Não há nenhuma razão válida para conservá-los. Eles são os inimigos naturais de seu pênis. Mobilize um batalhão de pensamentos *positivos* e deixe-os assumir o controle de sua mente. Uma coisa que digo aos meus pacientes para fazerem é ficar de pé, nu, diante de um espelho. Olhe para seu pênis. Fale com ele. Acaricie-o com ternura. Diga-lhe que você confia nele. Diga-lhe que você sabe que ele é um órgão normal e saudável com seus vasos, nervos e canais em perfeita ordem de funcionamento. Diga-lhe que se ele falhou no passado foi por culpa sua por enviar-lhe sinais de nervosismo e medo. Diga-lhe que você tentará não fazer mais isso. Diga-lhe que você está decidido a adotar todos os pensamentos e atitudes de um homem superpotente. Isso poderá parecer ridículo ou infantil, mas prometo-lhe que funcionará. *O poder do pênis não é nada mais do que o poder do pensamento positivo aplicado ao seu pênis.*

Agora, tenho tido pacientes que voltam para me informar: "Bem, doutor, fiz o que o senhor disse e ainda *continuei* nervoso." Às vezes, o medo está tão enraizado que você não consegue acreditar em suas próprias palavras de animação. Enquanto você enche seu cérebro com pensamentos positivos, outra parte de seu cérebro sussurra maliciosamente: "Bobagem." Meu conselho é: prossiga com esses pensamentos positivos. Prossiga com as palavras de animação. Trabalhe nisso sem descanso. Em longo prazo, até mesmo o mais descrente — você próprio — se convencerá, e essa convicção se manifestará no comportamento positivo do pênis.

Estou bastante consciente do fato de que alguns homens com um medo profundo e poderoso de falha do pênis necessitam de mais do que palavras de animação. Em tais casos, recomendo a eles que conversem com um psicoterapeuta e examinem as causas mais profundas de sua ansiedade. Em quase todos os casos, contudo, essas pessoas estão desesperadamente carentes de uma auto-estima básica, e não apenas com medo de falha do pênis. Elas pensam tão pouco de si mesmas, sua auto-imagem como homens é tão baixa, que afeta cada aspecto de sua vida, não somente o sexo. Entretanto, é muito mais fácil compensar a auto-estima nos negócios ou nos esportes, por exemplo, do que no sexo. Muitos homens contaminados pela insegurança são extremamente bem sucedidos profissionalmente. Mas *seu pênis nunca mente, e seu pênis nunca é enganado*. Ele é um reflexo perfeito de seus mais profundos pensamentos e emoções. Assim, mesmo que você *pense* que não tem problema de auto-estima, mesmo que você diga a si mesmo que é um sujeito formidável, se você se preocupar com sua *performance* sexual, pode apostar que essa parte sua tem sérias dúvidas sobre a sua masculinidade. E a insegurança viaja do cérebro ao pênis como um raio.

Você pode ter que trabalhar em sua auto-estima básica, seja com a ajuda de um terapeuta ou por si mesmo. Se você não sabe ao certo se tem um problema de insegurança, faça a si mesmo algumas perguntas: Está sempre se comparando a outros homens? Quando uma coisa pequena dá errado, você se repreende ou xinga a si mesmo? Critica-se mais duramente do que critica os outros? Você tenta demasiadamente agradar aos outros ou ser estimado por todos? Você é sensível demais a críticas dos outros? Quando faz alguma coisa bem, você menospreza seu feito? Você tem uma necessidade profunda de provar a si mesmo? Quando se vê diante de um novo desafio, você imediatamente sente medo de não estar à altura?

Se você respondeu afirmativamente à maioria dessas perguntas, há uma boa probabilidade de que você tenha uma tendência profundamente enraizada de duvidar de si mesmo e avaliar a si mesmo com grande severidade. E se esse é o caso, seu pênis está captando sua falta de auto-aceitação. Se *você* não acha que seja capaz de uma *performance* boa e sólida do pênis, por que deveria seu pênis agir de outra forma? Se *você* não acha que merece uma vida sexual satisfatória, por que seu pênis lhe deveria dar uma?

Você deveria estar fazendo tudo ao seu alcance para elevar sua auto-estima. Olhe para todas as coisas positivas que você conseguiu. Olhe para todas as coisas boas e generosas que você faz. Olhe para seus traços admiráveis. Examine os padrões pelos quais você mede a si mesmo. A insegurança vem do malogro em viver à altura do que você espera de si mesmo, e se o que você espera está baseado em padrões que são impostos por outras pessoas, por instituições sociais ou pelos meios de comunicação, então você não está sendo verdadeiro consigo mesmo. Quem disse que você deve satisfazer a algum padrão arbitrário? Quem disse que, se não o fizer, você não chega a ser um homem? *Estipule seus próprios padrões de pênis e então avalie a si mesmo com generosidade.*

LEVANTE A CABEÇA

Está bem, você está na cama com uma mulher excitante, seja sua própria mulher há trinta anos ou alguém que acabou de conhecer. Você se sente tenso. Você começa a achar que não conseguirá uma ereção, ou que poderá perder a animação que acabou de se levantar. O que você faz? A reação comum é de pânico. Você passa a preocupar-se tanto com seu pênis que se torna tenso. Você se torna desajeitado. Tenta impor a força de vontade a seu órgão. Você esquece de fazer as coisas que excitam sua parceira. Você não pode apreciar, ou mesmo sentir, os beijos e carinhos que ela lhe está dando tão amorosamente. Uma ou duas coisas estão para acontecer em seguida: sua mulher pára e fica achando que está fazendo alguma coisa errada; ou seu pênis amolece. Pelas minhas observações, geralmente ambas as coisas acontecem.

Então, o que você deve fazer quanto a isso? No instante em que começar a sentir-se ansioso, pare imediatamente o que está fazendo e *fale* à sua parceira sobre isso. Não fabrique desculpas. Não tente esconder. Confesse tudo. Diga a ela francamente que você está nervoso. Explique que isso às vezes acontece com você — como, garanto-lhe, acontece com todos os homens. Diga a ela que é porque você quer lhe dar prazer e satisfação, e porque a aceitação dela representa muito para você. Certifique-se de que ela entende que não é culpa dela, que ela é maravilhosa, que não fez nada errado. Diga-lhe que está tudo em sua cabeça e que na certa logo estará tudo bem.

A honestidade é sempre a melhor política em geral, mas especialmente quando isso acontece ao seu pênis. Noventa e nove por cento das vezes a franqueza melhorará a situação dissipando a tensão. Se você tem um bom relacionamento, sua parceira entenderá. Ela apreciará sua integridade e sua vulnerabilidade. A maioria das mulheres quer intimidade, afeição e proximidade na cama; então, se você comunicar essas qualidades ela não usará sua ansiedade contra você. Ela provavelmente o reassegurará, o acalmará e aliviará a tensão. O resultado será a ressurgência de seu poder do pênis. Se ela *não* agir dessa forma, se ela ficar zangada ou ressentida, se ela jogar você para baixo de uma forma castrativa... bem, talvez você deva perguntar a si mesmo se está na cama com a mulher certa.

E se você realmente não conseguir uma ereção? Se você realmente a perder exatamente no momento certo? Se você realmente ejacular depressa demais? Então, o quê? Ria disso! Está bem, você pode estar pensando, para o doutor, falar é fácil. Mas eu sustento. Brinque a respeito disso. Anime-se! Asseguro-lhe, os "homens de verdade" podem rir do próprio pênis. "Oh, bem, esse malandro saiu do sério. Às vezes não se pode confiar nele. Esse safadinho imprevisível." Não tome isso como coisa pessoal. Observações como essa, expressas em suas próprias palavras e em seu próprio estilo, podem aliviar a tensão e ajudar seu pênis a levantar-se num outro dia, ou até no mesmo dia. Medicamente falando, posso praticamente garantir isso.

A sua parceira muito provavelmente apreciará o bom humor. Ela pode estar pensando que há alguma coisa errada com *ela*. Ela pode estar sentido-se culpada por fazer você falhar. Ela pode saber que você se sente envergonhado, mas não ter qualquer idéia do que dizer ou fazer. Você pode tomar a iniciativa e quebrar o gelo com uma boa risada. Quem disse que o sexo tem que ser tão sério? Pensando bem, com todo o roteiro silencioso, a falta de jeito física, a falta de jeito infantil etc., o sexo é tão indicado para uma comédia burlesca quanto para uma obra de arte ou um filme romântico. Na verdade, muitas pessoas dizem que não há melhor incentivo do que uma boa gargalhada na cama, e nada mais excitante do que uma parceira cujo senso de humor é compatível com o seu. Apenas não leve seu pênis tão desgraçadamente a sério. É assim que a complicação começa.

E se não conseguir, tente, tente de novo. E de novo, e de novo. Não fique com medo de usar seu pênis se ele não dá conta do serviço uma ou duas vezes — ou qualquer número de vezes. Não desista dele. A prática leva à perfeição, tanto no sexo como em qualquer outra atividade. A perseverança é a única forma de superar reveses e conquistar a confiança de que você necessita para superar seu medo de falhar.

Lembro-me de um antigo paciente meu que chamarei de Joe. Era um baixinho com o clássico complexo de Napoleão. Passava de um negócio para outro, tornando-se fabulosamente bem-sucedido em cada um, antes de se lançar ao desafio seguinte. Solteiro, com quarenta anos, Joe falava tanto sobre as mulheres com quem saía que achei que ele estava tendo uma vida sexual saudável e variada. Para meu espanto, esse dínamo humano sofria de fraqueza do pênis. Ela provinha de profundas deficiências na auto-estima. Todas as suas conquistas, ficou claro, eram uma tentativa fútil e compensatória de conquistar pelo trabalho a aprovação que ele nunca tivera de seu pai, um homem dominador que criara o filho da mesma forma que o Grande Santini criou o seu. Por dentro, Joe se via como uma pessoa sem nenhum valor. Quando estava a sós com uma mulher, ele suava de medo, e não de paixão, e em noventa por cento das vezes seu desempenho equivalia a uma bancarrota.

Mas Joe tinha algo importante a seu favor: perseverança. Em tudo que fazia, era um homem determinado, que nunca desanimava. Quando ele finalmente admitiu sua insatisfação com a *performance* do pênis, passou a aplicar ao sexo a mesma determinação que dedicava aos negócios. Um terapeuta ajudou-o a lidar com seu problema de auto-estima e eu examinei meticulosamente seu sistema urológico e assegurei-lhe que ele era plenamente capaz de atingir o poder do pênis. Logo ele se tornou uma pessoa mais confiante e com um relacionamento sexual satisfatório.

Joe faz um contraste total com outro paciente meu, que chamarei de Daniel. Daniel também sofria de uma insegurança incapacitante e de fraqueza do pênis, só que a expressava da forma contrária. Era o clássico malogrado em todos os aspectos da vida, incluindo o sexo. Excelente guitarrista, ele fora um menino prodígio tanto na música quanto na escola. Mas sua baixa auto-estima o impediu de realizar seu potencial, bem como de tirar proveito de sua aparência atraente e de sua personalidade simpática e tímida. Aos vinte e nove anos, ele ganhava a vida ensinando guitarra, e passava as noites sozinho. Quando o conheci, Daniel, havia cerca de um ano, não saía com uma mulher. Uma série de experiências decepcionantes havia relegado o sexo e o romance ao reino da pura fantasia. Daniel não possuía o que Joe tinha: perseverança e coragem para expor a si próprio a possível falha com o objetivo de dominar seu medo. Ele continua a lutar com sua insegurança, buscando criar coragem para tentar de novo, como um menininho que tem medo demais de subir de novo na bicicleta depois de levar um tombo.

A perseverança é uma boa forma de alcançar o sucesso em qualquer campo. Entre as pessoas mais bem-sucedidas na história estão aquelas que têm a determinação de perseverar enquanto outras jogam a toalha. Sempre que penso em perseverança lembro-me de um determinado advogado do interior que perdeu o emprego, perdeu uma eleição para a assembléia estadual, fracassou em seus negócios, não conseguiu candidatar-se para o Congresso e foi duas vezes derrotado para o Senado. Tudo isso enquanto perseverava o bastante para conquistar algumas vitórias e acabar tornando-se o presidente mais reverenciado dos EUA. Assim, da próxima vez que você estiver prestes a desistir de seu pênis, lembre-se de Abraham Lincoln.

Contudo, devo acrescentar uma advertência a esse conselho: *persevere, mas não tente com muita força.* Se o fizer, poderá justamente piorar as coisas. Joe, meu paciente napoleônico, era um desses sujeitos que atacam cada tarefa com um completo assalto frontal. Foi assim que ele acabou por construir seu poder do pênis. O problema é que se tornar superpotente não é como fazer um bom negócio ou melhorar o seu jogo de tênis. Em algumas tarefas só se alcança o sucesso mediante trabalho duro e muito esforço. Mas conseguir uma ereção não é uma dessas; quanto mais você se empenha nisso, mais difícil será conseguir. É parecido com pegar no sono. Qualquer um que já se afligiu e revirou na cama com insônia pode dizer-lhe que quanto mais você se *esforça* para dormir, mais agitado você fica e mais tempo fica acordado.

Isso é o que chamo de *paradoxo do pênis*: quanto mais duramente você tenta, mais mole ele fica. Não adianta *querer* que seu pênis fique duro ou permaneça duro. Não adianta implorar-lhe, ordenar-lhe, comandá-lo ou forçá-lo. A ansiedade de conseguir uma ereção funciona contra o processo natural de ter uma. Assim como dormir, você tem apenas que criar as condições certas e permanecer fora do caminho. Joe na verdade teve *mais* problemas no instante em que decidiu dominar sua fraqueza do pênis, porque tentou com tanta força conseguir uma boa *performance* que não conseguiu relaxar-se o suficiente para conseguir uma ereção. Somente depois que ele aprendeu a acalmar-se e deixar acontecer, para simplesmente aproveitar o que estava fazendo e deixar a natureza seguir seu curso, as coisas melhoraram. A partir desse ponto, sua perseverança começou a proporcionar rápidos dividendos.

O ponto principal é que seu pênis *quer* ficar duro. Essa é a função dele. Essa é a natureza dele, assim como seu coração quer bater, seus pulmões querem respirar, seu estômago quer digerir. São todas funções involuntárias. Assim como ter uma ereção. Acredite em seu pênis. Confie nele. Dê a ele a oportunidade de fazer seu serviço. Mas dê a ele a liberdade que você daria a amigos ou colegas confiáveis para cumprir com suas responsabilidades. Simplesmente, saia do caminho dele.

NÃO SE PREOCUPE, SEJA SUPERPOTENTE

A *ansiedade* em qualquer quantidade ou forma é o pior inimigo de seu pênis. E não estou falando apenas de ansiedade quanto à sua *performance*. Se você estiver preocupado com dinheiro, com a saúde de uma pessoa querida, com a aplicação de seus filhos na escola, com algum problema no trabalho, ou com qualquer coisa entre mil, seu pênis pode falhar, mesmo se tiver grande confiança nele. Preocupações e medos são fisicamente debilitantes. Causam enfraquecimento aos sistemas endócrino e nervoso, e também aos vasos sangüíneos; assim, como não afetariam o seu pênis?

Não leve a preocupação e o medo para a cama! Estacione suas ansiedades na soleira da porta. Ou melhor, estacione-as lá fora na rua. Não as deixe em lugar nenhum perto de onde você faz amor.

O truque é aprender a como *separar as coisas*. Meus pacientes mais sabidos e superpotentes adquirem essa habilidade naturalmente. Negócio é negócio, diversão é diversão, família é família, religião é religião, sexo é sexo. Eles não misturam as coisas nem na prática nem na mente. Não importa o quão estressantes as coisas estejam no escritório, no instante em que eles saem do prédio deixam o estresse para trás. Eles nunca o deixam poluir sua vida familiar ou sua *performance* sexual. Se seus filhos estão mal na escola, se seu teto está com goteiras, se seus sogros o estão perseguindo, se seu mecânico disse que consertar o carro vai custar uma pequena fortuna, ou seja o que for, eles deixam esses contratempos domésticos fora do quarto de dormir. Naturalmente, é mais fácil dizer do que fazer se existem problemas entre os dois parceiros sexuais, mas trataremos desse assunto mais adiante.

Se você encontra dificuldade em separar as coisas, terá que se esforçar nisso. A qualquer momento que pensamentos irrelevantes e negativos interfiram na *performance* do seu pênis, ponha-os de lado, mande-os embora, diga-lhes que sumam, e concentre sua atenção nas sensações eróticas que experimenta quando está fazendo amor. Para algumas pessoas, dirigir a atenção é tão fácil quanto trocar de canais na TV. Outras têm que se esforçar nisso da mesma forma que têm que se esforçar para mudar antigos hábitos — e pensar negativamente geralmente é apenas isso, *um hábito*. Um colega meu, psicólogo, recomenda um exercício de visualização para ajudar você a desligar-se. Com o olho de sua mente, veja a si mesmo juntando suas dificuldades e colocando-as numa caixa. Então veja a si mesmo fechando a caixa e colocando-a do lado de fora da porta ou jogando-a pela janela. Ponha essas preocupações para fora do seu quarto e dê ao seu pênis permissão para fazer as coisas dele sem interferência. Para a maioria das coisas a preocupação, assim como a raiva e a ansiedade, são emoções não-produtivas, principalmente quando afetam a *performance* do pênis.

Nada vale o preço da preocupação, especialmente alguma coisa tão vital e prazerosa como o poder do pênis. Meu conselho é esse: cultive o que Bertrand Russel chamava de "o hábito de pensar nas coisas na hora certa". O quarto não é o lugar para planejar a agenda de trabalho da próxima semana, ou recitar um discurso em sua mente, ou preocupar-se com a reunião de amanhã — especialmente se está preocupado com alguma coisa sobre a qual não tem controle. “O homem sensato pensa em suas dificuldades somente quando há algum propósito em fazer isso”, escreveu Russel. “Em outras horas ele pensa em outras coisas, e, se for à noite, em absolutamente nada.” Ele estava referindo-se a dormir, mas se você quiser ser um homem superpotente, aplique isso também às atividades do pênis.

Uma forma de impedir que sentimentos de ansiedade e preocupação inibam seu poder do pênis é eliminar um pouco de seu estresse antecipadamente. Já se escreveram muitos volumes sobre a neutralização dos efeitos do estresse; assim, não há por que ocupar aqui espaço adicional com esse propósito. Basta dizer que você pode ter mais facilidade em separar as coisas se, antes de entrar em intimidade com sua amante, levantar uns pesos, correr alguns quilômetros, nadar algumas braçadas, fazer uma aula de ioga, esmurrar um saco de areia, caminhar na praia ou o que lhe parecer melhor. Faça qualquer coisa que possa pensar para eliminar o estresse antes de ir para a cama.

Ou elimine-o *na* cama. Isso mesmo: a melhor maneira que conheço para se livrar do estresse é fazer sexo. Temos aqui outro paradoxo do Pênis: o estresse pode interferir no poder do pênis, mas ao mesmo tempo *exercer* seu poder do pênis é uma forma fantástica de queimar o estresse. Um incontável número de homens superpotentes me disse que seu antídoto favorito para as pressões de sua vida profissional é correr para encontrar a mulher ou a amante. É um ótimo exercício físico, é uma ótima forma de relaxar a tensão, é excelente para clarear a mente e tem benefícios adicionais que outras atividades não podem proporcionar, como compartilhar afeição e intimidade e sentir-se bem com você mesmo. Se você aprender a canalizar a frustração, a raiva e as preocupações para a energia sexual, poderá derrotar o estresse. É isso o que os homens realizadores fazem; em vez de deixar que a ansiedade os debilite, usam-na como um energizante e uma motivação. Eles a canalizam para suas realizações. Assim, não deixe a ansiedade diminuir o poder do seu pênis; use-a para *aumentar* o poder do seu pênis.

Certa vez eu disse exatamente isso a um empresário artístico cuja vida profissional era como um sonho fabricado pela companhia telefônica e pelos fabricantes de remédios contra úlcera: um telefonema tenso depois do outro. Isso estava destruindo seu poder do pênis porque ele não sabia separar as coisas. "Não espere até depois do jantar ou depois que as crianças vão dormir, pois você já estará exausto", disse-lhe eu. "Logo que chegar em casa carregue sua mulher para a cama e acabe com esse estresse antes que ele acabe com você."

Uma semana depois, ele me disse que não podia fazer isso. Por quê? Porque se sentia culpado. Achava que a mulher dele poderia sentir que ele a estava usando, que estava praticando sexo com ela para satisfazer às suas próprias necessidades físicas, e não por desejar compartilhar com ela o prazer de fazer amor. Esse era um pensamento nobre de um homem que amava verdadeiramente a mulher, mas era também irracional. De qualquer forma, ele estava tendo problemas de pênis, graças a todo aquele estresse. Conhecendo a mulher dele, insisti em que ele seguisse meu conselho apesar de suas reservas. Meu palpite mostrou-se correto: sua mulher não só achou romântico fazer amor rápida e arrebatadoramente, mas também ficou mais do que feliz em ajudar o marido a eliminar o estresse, para que ele não ficasse estressado a noite inteira.

Se você tem um relacionamento bom e amoroso, sua parceira não se sentirá explorada se você usar o sexo para combater o estresse. Acredite em mim, ela vai preferir vê-lo calmo e senhor de si a ter que aturá-lo nervoso e preocupado. Se você cuidar das necessidades dela e ao mesmo tempo satisfizer o seu próprio pênis, ambos acabarão vencedores.

A DEPRESSÃO DEPRIME O PÊNIS

Outro dos muitos pacientes que me procuraram achando que estavam com problemas no pênis foi um homem simpático e gentil chamado Bill, que trabalhava de servente no meu hospital. Divorciado e pai de três filhos, Bill desenvolvera de repente um caso grave de fraqueza do pênis depois de dois anos de uma vida sexual saudável com a namorada. Não demorei muito a descobrir a causa. Ao levantar seu histórico médico, descobri que ele também vinha dormindo mal e perdendo peso. Quando lhe perguntei sobre seu estado mental, Bill respondeu que ultimamente vinha-se sentindo deprimido. Acabou contando-me que seu filho viciara-se em cocaína e fora surpreendido praticando furtos para sustentar o vício. Além da profunda tristeza que qualquer um deve sentir por esse infortúnio, Bill vinha sendo atormentado por sentimentos de desespero e remorso.

Nem é preciso dizer que nada havia de errado com o aparato sexual de Bill. Seu poder do pênis não desaparecera. Tratava-se apenas de um hiato causado pela *depressão situacional.* Perda de interesse no sexo é uma resposta comum e previsível numa profunda tristeza ou perda de um ente querido. Bill não estava com a menor disposição para fazer sexo, mas ao invés de apenas aceitar isso e deixar o tempo passar, ele tornou as coisas piores ao forçar a si mesmo a dormir com a namorada. Ele temia que ela pensasse mal dele se dissesse que não se sentia disposto a fazer amor. Também achou que isso o faria sentir-se menos homem, e sua masculinidade já havia sofrido um revés, porque ele atribuía o problema do filho ao seu fracasso como pai. Assim ele tentou cumprir sua agenda sexual, mas não podia mentir ao pênis: este não estava em condições de fazer sua parte, porque a energia sexual de Bill entrara em colapso, da mesma forma que seu apetite e seu prazer em jogar beisebol.

A depressão é um grande obstáculo para a superpotência. No caso de Bill, foi um estado temporário provocado por uma situação identificável. Tendo compreendido o que estava errado e dispondo-se a aceitar o fato de que seu estado era normal, ele ficou bem. Com o tempo, ele superou a dor, a tristeza dissipou-se e a vida — incluindo seu pênis — voltou ao normal.

Em outros casos, a depressão pode ser uma doença crônica e debilitante, e seus efeitos sobre o poder do pênis podem ser duradouros. Tais estados estão além do campo de ação de um urologista. Se você está com fraqueza do pênis por sofrer de depressão crônica, pode ser um erro concentrar-se apenas em sua sexualidade. Seu problema do pênis é um entre muitos sintomas previsíveis. Recomendo-o a procurar um psiquiatra, que poderá diagnosticar o problema e tratar dele devidamente. Atualmente, a medicação, a terapia ou uma combinação de ambas as coisas podem controlar eficazmente a depressão, e com a melhora do estado geral o poder do pênis restaura-se naturalmente.

JOGOS DA MENTE

Martin era um homem de meia-idade que, ao me procurar, havia perdido a esposa, o amor de sua vida, um ano antes. Depois do que ele considerou um período apropriado de luto, começou a dizer sim quando amigos se propuseram a arranjar-lhe encontros. Os primeiros foram com mulheres sexualmente liberadas, e as coisas foram correndo muito bem para Martin, considerando-se que suas únicas experiências fora do matrimônio não passaram de alguns encontros furtivos com prostitutas quando ele era bastante jovem. Mas, finalmente, quando encontrou alguém de quem realmente gostou, ele de repente perdeu seu poder do pênis. Ele não podia compreender. Por que se saía tão bem com mulheres que lhe eram indiferentes e que talvez nunca mais viesse a ver, mas não com alguém de quem realmente gostava?

Descobri que Martin estava dominado pela *culpa*. Ele não tivera dificuldades com as primeiras mulheres porque sabia que nada sairia daqueles relacionamentos. Eram somente para diversão e para fugir da solidão. Mas quando conheceu alguém com quem realmente queria estar e o sexo se tornou mais íntimo e apaixonante, ele ficou abatido sob o pensamento de estar traindo a falecida esposa. Para livrá-lo dos sentimentos de culpa, sua mente "enganou" seu pênis fazendo-o falhar no serviço.

O caso de Martin é um exemplo de como o poder do pênis pode ser minado por emoções irracionais — entre as quais a culpa, logicamente, é uma das maiores; e nesse departamento, o maior fator é a religião. Tenho conhecido muitos cristãos, judeus e muçulmanos que estavam perfeitamente bem dentro do contexto prescrito para o casamento, mas eram conduzidos à fraqueza do pênis quando incorriam em comportamento que ultrapassava os limites de seus preceitos religiosos. Não é meu papel questionar as crenças religiosas de ninguém. Contudo, direi que qualquer um que decida violá-las deve compreender o que sua vergonha subconsciente pode fazer ao seu pênis. Na maioria dos casos, eles precisam conversar com um religioso, não com um urologista.

Outro obstáculo ao poder do pênis é o medo *irracional*. Não me estou referindo ao medo da falha de *performance* ou outras ameaças reais, mas ao medo estranho de terríveis conseqüências no caso de fazer sexo. Por exemplo, lembro-me de um homem de trinta anos que seria virgem não fosse por uma mulher que conseguiu persuadi-lo a enfiar o pênis semi-ereto em sua vagina. Depois disso, todas as outras experiências dele acabaram em falha de ereção ou ejaculação antes da penetração. Indiquei-lhe um psicanalista, que descobriu que sua pobre alma havia sido criada por uma mãe dominadora que lhe dissera, quando menino, que as vaginas tinham dentes! Ele tivera pesadelos sobre estar sendo "mastigado".

Esse paciente foi um caso extremo, mas há muitos homens que temem a relação sexual por motivos que não compreendem. Na verdade, muitos nem percebem que estão com medo. Eles acham que querem fazer sexo, saem atrás disso, mas alguma coisa sempre dá errado e eles concluem que seu pênis não é normal. Seja a ira de Deus, o espírito de suas mães ou dentes vaginais — algum medo profundo enfraquece seus pênis.

Um fator importante, naturalmente, é o medo de doenças. Tenho muitos pacientes cujos pênis falharam porque eles têm medo de ter um ataque cardíaco durante o sexo ou pegar alguma doença altamente improvável, como tifo. Trata-se de pavores estranhos com raízes em algum medo mais profundo de sexo. Contudo, lamento dizer, outras preocupações não são inteiramente irracionais. Atualmente há bastante razão para que se fique preocupado com doenças sexualmente transmissíveis, sejam infecções viróticas como o herpes, infecções bacteriológicas como a sífilis ou a gonorréia, ou o organismo indefinível chamado clamídia — tudo isso tem aumentado nos últimos anos —, ou a Aids. Nem é preciso dizer que enquanto as outras doenças podem causar sofrimento e inibir sua vida sexual, a Aids se tornou a principal ameaça porque somente ela é tanto incurável como mortal. O medo da Aids criou um grande obstáculo na vida de muitos de meus pacientes que são homens superpotentes — e com muita razão.

Entretanto, o momento de se preocupar com doença não é na hora do sexo. Você deve pensar nisso bem antes de ir para a cama com alguém. No mundo de hoje, convém a um homem superpotente conhecer tão bem quanto possível uma parceira sexual. Você deve ter a paciência e a coragem de fazer-lhe perguntas minuciosas sobre suas práticas e seus parceiros sexuais. Talvez você tenha que adiar momentos gratificantes, mas pode estar salvando sua vida. Se observar as precauções médicas, aventurar-se somente a práticas seguras e observar um critério sensato para o pênis, pode sentir-se livre do medo quando chegar a hora de desencadear o poder de seu pênis.

9. Circunstâncias Extenuantes

Larry era um homem de cinqüenta e um anos que me procurou para um exame de próstata. Quando lhe informei que sua próstata havia-se realmente dilatado e precisava de tratamento, talvez até mesmo de cirurgia, sua reação foi estranha: ele ficou aliviado. Perguntei-lhe por que estava tão feliz em saber que tinha um distúrbio da próstata. "Porque ultimamente tenho tido problemas de ereção, doutor", confessou. "Achei que estivesse ficando impotente; assim, estou feliz em saber que é apenas um pequeno problema de próstata."

"Larry", disse eu, "sinto muito em lhe dizer, mas sua próstata não tem nada a ver com isso. Se você está tendo problemas com seu pênis, a operação não vai mudar nada." Como lhe expliquei depois, a função da próstata é garantir o suprimento do fluido seminal; não tem nenhuma relação com o poder do pênis.

Ele então ficou realmente deprimido. Tivemos uma longa conversa sobre seu histórico médico e sua vida pessoal. Larry estava casado com a mesma mulher havia quase trinta anos. Trinta anos de altos e baixos, de criar filhos e lidar com divergências dia após dia, de assistir ao envelhecimento físico um do outro, de sexo habitual e rotineiro. Larry não estava impotente. Não havia nada de errado com ele fisicamente. Ele estava apenas sofrendo do efeito Coolidge.

O efeito Coolidge recebeu esse nome de pesquisadores da sexualidade animal, mas acho que você perceberá facilmente sua importância para os seres humanos. Se você puser um animal macho num compartimento com uma fêmea no cio, ele irá montar nela rapidamente. Depois de ejacular, ele vai descansar antes de começar de novo. O tempo que ele leva para rejuvenescer — o período refratário — é previsível. Ele varia de uma espécie para outra, mas é uniforme entre todos os ratos, galos, *hamsters* ou seja o que for. Depois da segunda ejaculação, o macho descansará de novo, mas desta vez o período refratário é mais longo. O mesmo ocorre depois da terceira cópula, da quarta, da quinta, e assim por diante. O animal leva cada vez mais tempo para se recuperar, até que finalmente chega à exaustão.

Até aqui tudo isso parece óbvio. Agora é que vem a parte interessante. Se em qualquer momento você tira a fêmea e a substitui por uma nova, tudo muda. O macho retorna ao primeiro estágio. Não importa quantas vezes ele já tenha ejaculado, coloque uma nova fêmea a sua frente e o período refratário dele volta para o que seria depois de uma ou duas cópulas. Esse é o efeito Coolidge.

Por que esse nome? Bem, a história é esta: o presidente Calvin Coolidge, o austero conservador que era conhecido como Silencioso Cal, estava visitando uma fazenda com a mulher. Notando um número exageradamente alto de galinhas e ovos, a sra. Coolidge observou que os poucos galos no galinheiro deveriam ser reprodutores prodigiosos. O fazendeiro respondeu, orgulhosamente, que os galos cumpriam sua tarefa dezenas de vezes ao dia. "O senhor devia chamar a atenção do sr. Coolidge para isso", disse a primeira dama.

Evidentemente, o Silencioso Cal não era tão puritano quanto sugeria sua reputação. Ele perguntou ao fazendeiro se cada galo tinha que servir à mesma galinha antiga o tempo todo. Quando o fazendeiro lhe disse que os galos podiam escolher livremente qualquer fêmea, o presidente respondeu: "O senhor devia chamar a atenção da sra. Coolidge para isso."

Ninguém sabe ao certo se essa história é verdadeira, mas se

não é, *deveria* ser, e mereceria ter um efeito com o nome baseado nela.

Tenho visto o mesmo problema de Larry em centenas de homens. Eles acham que há alguma coisa errada com eles, mas o que há de errado são as circunstâncias, e não seus pênis. Às vezes, as situações que causam fraqueza temporária do pênis são tão óbvias que o próprio homem poderia reconhecê-las e economizar o tempo e a despesa de procurar um urologista. Mas os homens são tão vulneráveis à insegurança nessa área, que imediatamente pensam que há algo de errado com sua anatomia.

Entre essas circunstâncias, uma das mais comuns é a que Larry descreveu: o hábito e o tédio inevitáveis entre parceiros de muito tempo. As coisas se transformam em rotina depois de certo tempo. A emoção de tirar a roupa de uma mulher não é tão espetacular quando você já despiu centenas de vezes o mesmo corpo e ele desfila nu à sua frente a cada dia de sua vida (uma pesquisa demonstrou que 51 por cento dos homens fantasiam sobre outra pessoa durante o sexo, enquanto apenas 37 por cento das mulheres fazem o mesmo). Se a mulher casada com você há mais de vinte anos diz que o deseja, isso não dá a mesma empolgação do que ouvir as mesmas palavras sussurradas em seu ouvido por uma linda desconhecida. E vamos ser honestos: você não precisa estar obcecado por jovens ou ser um pedófilo para ficar mais empolgado por um corpinho jovem e firme do que por aquele que você já conhece tão bem e que o tempo e a gravidade alteraram. Também não precisa ser machista; aposto que o mesmo é verdadeiro para as mulheres, embora talvez não no mesmo grau.

Não há dúvidas de que *as coisas novas excitam*, seja um carro novo, uma nova canção ou uma nova parceira sexual. Nada revitaliza mais depressa um homem do que uma nova mulher, de preferência uma mulher jovem e atraente, que se mostre atraída por ele. Isso pode parecer subversivo para aqueles que valorizam a monogamia e para aqueles que enaltecem os inegáveis benefícios espirituais e emocionais de um amor duradouro. Contudo, quando se refere ao poder do pênis, tenho visto a prova milhares de vezes: homens que estão tendo problemas de fazer amor com suas mulheres podem ser dinâmicos com suas amantes; homens que têm problemas de pênis quando se divorciam subitamente se rejuvenescem com uma nova amante.

Não estou sugerindo que os franceses estejam com a razão por tolerar a tradição do concubinato. Não cabe a mim defender qualquer estilo de vida em particular. O que estou dizendo é que a fraqueza do pênis muitas vezes é circunstancial, e que uma das principais circunstâncias é definida como efeito Coolidge. Um grande número de homens, especialmente de meia-idade, acha que está perdendo a potência, quando a única coisa que está acontecendo é uma previsível redução de desejo motivada por uma vida sexual construída em torno de uma rotina monótona. Para alguns homens, a solução pode estar numa amante ou num flerte, nem que seja apenas para restaurar a confiança em seu pênis.

Entretanto, não me canso de advertir a homens que pode ser perigoso achar que o que é novo é melhor. Tenho visto muitos homens porem em risco, e algumas vezes perderem, relacionamentos duradouros de imenso valor porque seguiram seus pênis em busca de algo novo e jovem. Em muitos casos, eles simplesmente substituíram um conjunto de problemas por outro. Eles solucionam temporariamente seu problema de tédio, apenas para perceber que sentem falta desesperadamente do amor, do companheirismo e de outras vantagens que desprezaram. Seus pênis revivem temporariamente, mas se retraem de novo quando a novidade e a excitação perdem o encanto. Assim, cuidado com a *síndrome do pau duro*! Depois de algum tempo pode transformar-se no efeito Coolidge.

Muitas vezes a solução para o efeito Coolidge pode ser encontrada dentro do confinamento de um bom relacionamento monógamo. Esses mesmos pesquisadores da vida animal descobriram que o vigor do macho pode retornar mesmo sem uma nova fêmea, se alguma outra coisa for alterada, como o cheiro ou a aparência da antiga companheira. Obviamente, aqui há uma lição para os humanos, machos e fêmeas. Como qualquer outra coisa, o sexo pode cair numa rotina enfadonha. A familiaridade pode não provocar desdém, mas certamente provoca tédio e desinteresse. Mudem seus hábitos. Modifiquem suas rotinas. Usem sua imaginação. Façam sexo em locais diferentes. Façam em horas diferentes. Usem roupas diferentes. Untem-se de perfumes diferentes. Tentem posições diferentes. Experimentem diferentes tipos de carícias. Seja o que for que traga uma sensação de frescor e aventura à sua vida sexual, façam. Só não perca a fé em você mesmo achando que já dobrou o cabo da Boa Esperança ou que se tornou impotente de uma hora para outra.

Problemas provenientes da longevidade e da familiaridade podem parecer contradizer algo sobre o que falamos no capítulo anterior: os primeiros encontros íntimos. Eu disse que estar com uma mulher atraente pela primeira vez pode causar falha temporária do pênis, e agora digo que acontece o mesmo quando se fica com a mesma mulher por um longo período de tempo. Isso faz sentido? Sim. Trata-se de mais um Paradoxo do Pênis. Cada um desses conjuntos de circunstâncias pode causar problemas, mas por razões bem diferentes. Os problemas da primeira vez surgem porque é excitante *demais*. A antecipação, a apreensão, a ansiedade quanto à sua *performance*, tudo é intensificado no primeiro encontro, e isso leva você a perder a ereção ou a ejacular depressa demais.

Com um parceiro de longa data, o problema é exatamente o oposto, como qualquer um que já foi casado pode testemunhar. O problema surge não por causa de nervosismo ou da ansiedade da primeira-vez, mas por causa de redução do desejo. Quando você já esteve com alguém muitas vezes, simplesmente é preciso mais tempo e mais estímulo direto para ficar excitado. Se você não leva isso em consideração ou acrescenta algum tempero e imaginação à rotina, pode descobrir que seu pênis não está a fim; ele vai resmungar: "Isso não dá para me excitar." E se você conseguir começar a ação, ele poderá simplesmente dormir em serviço.

Temos, assim, dois tipos de circunstâncias, um totalmente oposto ao outro, mas ambos podem causar fraqueza temporária do pênis. A solução para a ansiedade quanto à primeira vez é cultivar um relacionamento confortável, relaxado e familiar. Mas se *isso* atinge a tal ponto de criar um problema de monotonia, o antídoto é provocar a excitação com novidades e variedade.

O TEMPERO DA VIDA

Como urologista, procuro enfatizar ao máximo esse ponto: faça tudo ao seu alcance para evitar que o sexo se transforme em rotina. Nada poderá trazer a paixão e o romance de volta a um relacionamento longo mais depressa do que uma mudança de local e da própria prática sexual. Lembro-me de um paciente de cinqüenta e cinco anos que era casado havia vinte e sete com uma mulher a quem amava. Ele tivera um caso ruim de fastio sexual, que o levou a uma aventura ligeira com a assistente do seu dentista. Isso, por sua vez, tornou as coisas ainda piores em casa, porque agora, além do tédio, ele ficou inibido pela culpa. "Jack', disse-lhe eu, "tire uma folga na sexta-feira, faça sua mulher cancelar todos os seus planos e alugue uma cabana nas montanhas para o fim de semana. Você não tem feito nada de espontâneo e romântico há anos. Faça isso. Desligue o mundo. Nem crianças, nem telefone, nem TV, somente vocês dois e uma lareira."

O fim de semana rejuvenesceu Jack e sua mulher, como tem acontecido com um incontável número de casais que fazem isso de vez em quando. Em outros casos, aconselho o paciente a tirar a tarde para surpreender a mulher com flores e levá-la para uma aventura num motel. Outros casais têm feito coisas como fingir que haviam acabado de se conhecer e estavam tendo uma noitada. Ou simplesmente a variar seus rituais. Se você e sua mulher costumam iniciar o sexo depois que os dois já se lavaram, trocaram de roupa e estão na cama, tentem mudar todo esse ritual. Quando foi a última vez que você e sua mulher despiram um ao outro, em vez de começar o amor já de pijamas? Quando foi a última vez que vocês se acariciaram na sala e depois você a carregou para o quarto? Ou fizeram amor na cozinha? Vocês tentaram alguma posição diferente nos últimos anos? Já pensou em experimentar acessórios? Dêem uma olhada numa loja de artigos sexuais e vejam o que descobrem (mas fique longe de chicotes e correntes). Acima de tudo, use a imaginação. É para isso que ela existe.

Talvez não seja preciso ir a extremos, como a esposa naquele filme de Woody Allen, que só conseguia excitar-se em lugares públicos. Mas se você simplesmente der a si próprio permissão para romper seus limites, vai ver seu poder do pênis elevar-se em alguns graus. Talvez você tenha que usar de adulação para vencer a resistência de sua parceira, mas isso pode ser também uma excitação em si.

A alguns de meus pacientes foi preciso garantir que não havia nada de errado em fazer sexo durante o dia. O sexo não é uma atividade exclusivamente noturna. Por que fazer essa coisa tão importante quando você está em seu nível mais baixo de energia? Talvez o problema de seu pênis seja na verdade um problema de fadiga. Não sabemos o suficiente para dizer que o pênis responde a diferentes biorritmos, como ocorre com as secreções hormonais, os níveis de energia e coisa parecida, mas não ficaria surpreso se isso for verdade. Talvez seu biorritmo seja mais apropriado para o sexo em outras horas do dia. Quem disse que você tem que estar pronto para gingar todas as noites?

Milhões de homens acham que há alguma coisa errada com eles porque não ficam duros imediatamente. O mito é que se uma mulher o desejar, o homem de verdade estará pronto para começar, a qualquer hora do dia ou da noite. Isso não faz sentido. Os homens têm suas preferências e suas diferenças biológicas. Simplesmente não há nenhuma hora marcada para que você "deva" estar excitado. Não dá para contar o número de homens que me disseram que se sentem mais dispostos ao sexo de manhã, no meio do dia ou na hora que fosse. O único problema é que isso pode ser inconveniente. Mas em muitos casos a inconveniência é o menor problema. Eles simplesmente são inibidos demais para quebrar seus hábitos, ou temem que suas parceiras pensem que eles ficaram malucos. E daí, se ela pensar? Convença-a de que está ficando maluco como uma raposa.

O sexo matinal é uma maneira especialmente boa de quebrar a rotina. Que maneira formidável de começar o dia! O que há demais se você jogar para o alto a caminhada, ou dispensar seu café da manhã, ou sair para o trabalho um pouco mais tarde? O sexo matinal pode ser tão revigorante como uma brisa fresca. É um toque de despertar. Refresca a alma e faz cócegas na imaginação. Na verdade, há muitos homens que gostam mais de manhã, porque acordam com o chamado "tesão de mijo". A bexiga cheia comprime o fluxo venoso a partir da pélvis, segurando o sangue no pênis por mais tempo que o normal. Daí a ereção matinal. O sexo noturno pode ser um alívio melhor para a tensão, mas o sexo matinal é melhor do que um café da manhã reforçado. Garanto-lhe que quando você tomar uma ducha depois de uma travessura matinal vai gostar do que verá no espelho, e é uma excelente maneira de começar um dia de trabalho.

Temos também a questão das diferentes práticas sexuais. Quando foi a última vez que você tentou alguma coisa além da posição papai-e-mamãe? Já experimentou deixar sua parceira ficar por cima e controlar a ação? Já experimentou a posição de cachorrinho, penetrando por trás? E que tal não ter nenhuma penetração, mas em lugar disso levar um ao outro ao orgasmo estritamente pelo sexo oral ou a masturbação mútua? Qualquer mudança pode acrescentar uma dimensão nova à sua rotina.

Ao longo destas linhas, contudo, devo acrescentar uma advertência importante: *não faça sexo anal sem proteção.* Na verdade, essa prática tem um alto risco, mesmo com o uso da camisinha. Tenho-me surpreendido com o número de casais heterossexuais que experimentam o sexo anal e o quanto gostam disso. Alguns estão apenas em busca de novas sensações. Outros, curiosamente, estão à procura de uma alternativa para o sexo vaginal por razões religiosas ou culturais. Em meu consultório tenho visto um número crescente de mulheres de nações muçulmanas, onde sua religião proíbe o sexo antes do casamento. Em sua sociedade, os lençóis da cama nupcial são examinados pela família do noivo na manhã seguinte, e se não for encontrado sangue, graves conseqüências advirão. Essa proibição leva a muitas mulheres de educação ocidentalizada que haviam perdido a virgindade a me pedir para restaurar suas membranas himenais cirurgicamente antes do dia do seu casamento, de forma que o sangramento obrigatório apareça em seus lençóis. Outras conservaram a virgindade mas satisfazem o desejo sexual de seus namorados entregando-se ao sexo anal.

Isso tudo começou a chamar minha atenção nos últimos anos, porque as pessoas que praticam o sexo anal, ou desejam praticar, passaram a ficar preocupadas com a Aids. Como médico, devo confirmar que essa preocupação justifica-se. Não é mais seguro pensar no sexo anal como uma ameaça ocasional. A Aids é a peste bubônica do século XX, e todos os estudos feitos até agora indicaram que a principal forma de transmissão é pelo sexo anal. Acreditamos que isso ocorre porque o ânus é particularmente vulnerável a rompimentos da membrana do tecido. Por isso, enquanto não se chegar a outra conclusão, o sexo anal desprotegido deve ficar fora dos limites devido ao risco da Aids. Além disso, os casais que se entregam a essa prática devem ser advertidos de que há ainda outros riscos para a saúde. Se o pênis entra no reto e depois é introduzido na vagina, pode contaminar o trato urinário com matéria fecal, e isso pode causar séria infecção na bexiga da mulher.

Já o sexo oral é outra história. Para homens que têm estado privados do prazer, ele é um excelente antídoto para a fraqueza do pênis devido ao tédio. O ato em si já levou muitos pênis relutantes a ficarem tão duros quanto um diamante. Lembre-se, a ação de sucção da boca literalmente cria um efeito de vácuo. Isso transmite uma sensação de pressão negativa nos vasos sangüíneos dentro do corpo do pênis, atraindo o sangue para dentro de seus canais. Psicologicamente, o sexo oral pode acrescentar um elemento de excitação a um relacionamento. Que emoção para um homem quando uma mulher faz algo tão amoroso e gracioso. Muitos pacientes mais idosos já me disseram que a ação de sucção é a *única* forma pela qual eles podem obter uma ereção firme o bastante para a penetração.

Contudo, muitas mulheres rejeitam essa excelente forma de estimulação porque têm uma atitude negativa em relação a ela. Um dos motivos é acharem que isso as coloca numa posição subserviente, como a de estar de joelhos. Algumas mulheres acham particularmente desagradável quando o pênis do homem toca sua faringe no fundo da boca, provocando o reflexo de náusea. E outras mulheres reclamam que assim estão dando prazer ao homem sem receber nenhum em troca. A isso tudo, eu digo: primeiro, há muitas formas de posicionar seu corpo para o sexo oral; você não precisa ficar de joelhos. Segundo, se você pedir ao seu homem para refrear um pouco o movimento de penetração porque a faz sentir ânsia de vômito, a cooperação dele e um pouco de prática poderão resolver o problema. E terceiro, todo bom relacionamento sexual envolve dar e receber; por isso não há mal nenhum em pedir alguma coisa especial em troca.

Devo acentuar, contudo, que a maioria das mulheres que conheci no contexto do meu trabalho *gostam* do sexo oral. Elas acham o ato erótico em si, e muitas dizem que isso lhes dá uma certa medida de controle que a carícia usual não proporciona. Na verdade, muitas mulheres têm bastante orgulho de sua capacidade de usar a boca e a língua criativamente. "Adoro sexo oral", disse-me uma delas "porque sou muito boa nisso, e porque tudo que dá prazer a ele dá a mim também."

Se sua parceira está relutante em praticar o sexo oral, explique a ela a fisiologia de como isso proporciona uma ereção do pênis. Permita que ela expresse as razões de suas reservas e procure assegurar-lhe que não há nada de perigoso, sujo ou pecador nisso. Se ela já teve experiências ruins com isso, assegure-lhe que se preocupa demais com ela para feri-la de qualquer forma. Ao mesmo tempo, deixe-a saber que isso significa muito para você e que isso poderá acrescentar toda uma nova dimensão à vida sexual de vocês.

HÁ TEMPO E LUGAR PARA TUDO

Gary é um jovem engenheiro que se casou com sua namorada de colégio logo depois da formatura. Logo tiveram um filho. O casamento estava indo bem em todos os aspectos, mas as coisas mudaram quando a empresa em que Gary trabalhava foi atingida pela recessão e despediu um grande número de engenheiros, inclusive Gary. Quando ele me contou que estava tendo problema de pênis, achei que isso provinha do fato de que a sua auto-estima sofrera um grande golpe com sua demissão. Isso é extremamente comum. Depois de assuntos sexuais, as áreas que mais afetam a auto-imagem de um homem tem a ver com trabalho e dinheiro. Quando um homem sofre um revés financeiro ou fracassa nas metas de sua carreira, sua masculinidade sofre um duro golpe, e isso pode manifestar-se na falha do pênis. É como se a mente dissesse: "Você fracassou, você é menos do que um homem, por isso deve ser também incapaz sexualmente."

Chamo sua atenção para essa ligação entre o poder do pênis e o sucesso em outras atividades masculinas, como trabalho e esportes, porque é bem real e bem poderoso. No caso de Gary, contudo, o problema não estava todo aí. Ele tinha discernimento o bastante para perceber que sua demissão era um percalço temporário que não tinha relação com sua masculinidade. No início, sua vida sexual não decaiu. Mas quando a busca de emprego continuou sem dar resultado e a pressão financeira aumentou, ele foi forçado a mudar-se com a família para a casa de seus pais. Era um recurso temporário, enquanto Gary examinava possibilidades de trabalho em outras partes do país. Mas foi durante esse período que ele viu seu poder do pênis cair, como os lucros de sua antiga empresa.

A razão? Ele estava vivendo na casa em que crescera, dormia no quarto em que dormira até os dezoito anos, com seus pais a apenas poucos metros dali. Aquele era o quarto em que ele culpadamente se masturbava, esperando que seus pais não o surpreendessem. Era ali que ele introduzia namoradas furtivamente e tentava fazer sexo em meio a grande nervosismo, antes que seus pais voltassem para casa. Perto de sua cama estava a mesa-de-cabeceira onde ele certa vez escondeu sua coleção de *Playboy*. As associações eram fortes demais. Somente o fato de estar ali disparava todas as ansiedades sexuais de sua adolescência. Ele preocupava-se com a possibilidade de que seus pais pudessem escutá-lo fazendo amor com a mulher. Preocupava-se com que alguém pudesse entrar de repente. Muito disso era subconsciente, claro, mas para seu pênis era perfeitamente óbvio.

Quando sugeri que o problema podia estar na casa, Gary testou essa hipótese, indo com a mulher para um motel. Eles tiveram um fim de semana incrível. Agora podia até achar graça de todo esse episódio, e rapidamente arranjou outro lugar para morar.

A situação de Gary é incomum, claro, mas ilustra bem a relação entre o *ambiente* e o poder do pênis. O local pode não ter tanto valor para o campo sexual como para o imobiliário, mas pode desempenhar um papel importante. Os sons, a temperatura errada, a possibilidade de ser interrompido, associações negativas — todas essas coisas e outras mais podem afetar a *performance* de seu pênis. É verdade que um homem superpotente se erguerá diante do desafio não importa o lugar em que esteja. Mas todo mundo tem preferências, e elas realmente contam. Alguns homens gostam de *rock* pauleira, outros preferem românticos violinos, outros preferem o som de um *jazz* suave. Alguns gostam do quarto totalmente escuro, outros gostam de luz de velas, outros acendem todas as luzes para que possam ver a parceira nua. Alguns se inibem com a proximidade de outras pessoas, outros acham o risco de serem surpreendidos muito excitante. Alguns gostam de um quarto frio, outros o preferem quente como uma sauna.

Quais são as preferências do seu pênis? Ele funciona melhor sob determinadas circunstâncias? Por que não providenciar para que seus encontros amorosos sigam essas preferências, ou pelo menos para evitar situações que reduzem seu poder do pênis?

O DOCE PERFUME DO SUCESSO

Meu paciente Carl era um ator de vinte e cinco anos com um histórico invejável de aventuras superpotentes. Então o amor o fisgou. O sexo era fantástico, assim como o romance e a ligação emocional. Depois de algumas semanas turbilhonantes, o casal decidiu morar junto. Logo em seguida Carl começou a ter falhas de ereção. Tive quase a certeza de saber qual era o problema. Já tinha visto aquilo antes. "Carl", falei-lhe, "você está ficando com medo. Viver com alguém pela primeira vez é apavorante. Você está se sentindo preso, rapaz. Está com medo de perder sua liberdade e está exprimindo isso através de seu pênis."

Carl não estava muito certo disso. Ele disse que estava feliz em estar vivendo com alguém. Queria continuar assim. Sentia-se *mais* livre porque quando voltava para casa tinha alguém que ele amava esperando-o. Então comecei a investigar. Alguma coisa havia mudado depois que ela fora para a casa dele? O que estava diferente? Eles não tiveram nenhuma briga. Ela não começara a apresentar exigências ou ultimatos. Ela não estava tentando mudá-lo. Ela não havia parado de desejar sexo. Nenhum dos suspeitos costumeiros. Então ele mencionou algo que tocava no ponto. Ela cheirava mal. O odor da vagina dela tornou-se bastante desagradável para ele. Quando ainda não moravam juntos, sua namorada era bem cuidadosa quanto à higiene própria. Mas viver juntos significava que ela nem sempre tinha mais tempo ou motivação para lavar-se ou cuidar-se devidamente.

Carl não tinha considerado isso como a possível causa de seu problema. Um tipo macho de rapaz, ele achava que nada, principalmente algo tão aparentemente trivial, poderia interferir no seu poder do pênis. Como muitos homens, ele culpava a si próprio. Mas, na verdade, ele achava o odor de sua namorada tão repugnante, que, não importa o quanto estivesse excitado, assim que ela tirava as calcinhas ele perdia todo o entusiasmo. Ele não tinha coragem de dizer nada.

Tenho examinado milhares de mulheres no meu trabalho e adotei a atitude de um sanitarista ambiental quando entra o assunto da higiene. A vagina apresenta inúmeros problemas bem particulares. Anatomicamente, é uma profunda cavidade com uma abertura relativamente pequena e um grande potencial de espaço expansível por dentro. Ela abriga variadas secreções naturais, tem muito pouca ventilação e quase nenhuma luz. Isso faz dela um campo fértil para bactérias. A maioria das mulheres costuma tomar banho e lavar-se regularmente, especialmente quando sabem que vão fazer sexo. Mas custa um certo esforço para a mulher manter a vagina limpa e perfumada. Além do mais, elas nem sempre se dão conta do efeito que um cheiro forte pode ter sobre o homem.

Como eu disse a Carl, por mais difícil que isso possa ser, é importante *comunicar* exatamente o que você sente sobre a situação e persuadir gentilmente a mulher a ser mais atenciosa. Com dois adultos num bom relacionamento não há razão para não sugerir que ela tome um banho ou use o bidê antes de começarem as carícias. Odores e corrimentos podem não ser temas muito românticos para uma conversa, mas quando se trata do segundo aspecto mais desagradável do sexo, como revelou uma pesquisa recente, então merecem ser discutidos abertamente.

O ASPECTO MAIS DESAGRADÁVEL DO SEXO

Sei o que você está pensando: se o odor está em segundo lugar, o que vem em primeiro? Bem, cerca de 60 por cento dos homens responderam: "Uma mulher indiferente."

Tenho observado que o que faz um pênis ficar mais duro é um *amor entusiástico* num lugar sugestivo. Não sei se é a ajuda psicológica que o homem obtém em saber que é capaz de excitar uma mulher desejável, ou se é alguma sutil resposta psicológica ao odor da lubrificação vaginal — seja qual for a razão, o pênis definitivamente responde a uma vagina quente e úmida como o cão de Pavlov responde à sua campainha. Por isso, o oposto também é verdadeiro: uma mulher desinteressada com um corpo frio e a vagina seca leva um pênis tremendamente duro ao desânimo total.

Pela minha experiência, muitos homens tomam como coisa pessoal quando uma mulher falha em responder. Eles concluem que é culpa deles. Acham que deve haver algo errado com eles. Pior ainda, quando *eles* não respondem a uma mulher indiferente, entram em pânico. Acham que seu pênis falhou. Não jogue tudo em cima de seus ombros. A responsabilidade vai somente até um certo ponto. Se estiver com uma parceira indiferente, faça tudo que puder para excitá-la. Como homem superpotente, seja persistente e diligente. Aprenda tudo o que puder sobre a sexualidade das mulheres em geral e da sua parceira em particular. De que ela gosta? O que a excita? Se for preciso, faça um esforço para expandir seu repertório e aprenda novos truques. Resumindo, use todas as armas do seu arsenal sexual e tire o máximo de uma situação difícil.

Mas, se já tentou o melhor que podia e a mulher ainda está indiferente, você não deve deixar que isso afete sua auto-estima sexual. Você não é um fracasso se fez tudo o que podia fazer. Absolva a si mesmo e vá em frente. Sua mulher pode ter um problema sério, que não é de sua responsabilidade resolver. Ou pode simplesmente ser um caso de incompatibilidade sexual. Isso acontece. Incompatibilidades existem, mesmo para homens com grande poder do pênis. A incompatibilidade às vezes, infelizmente, se desenvolve depois que um casal já está junto e tem feito sexo de forma satisfatória. Se isso acontecer e você quiser que o relacionamento continue, vocês próprios devem avaliar se devem procurar aconselhamento psicológico ou terapia. Mas façam alguma coisa!

Pesa-me dizer que muitos de meus pacientes estão amarrados a parceiras que não fazem nada para satisfazer os desejos de um homem, e os homens sentem que não há nada que possam fazer quanto a isso. Eles sacodem os ombros e culpam a si mesmos, e às vezes correm ao seu urologista para pedir ajuda. Eles não precisam de urologista, mas sim de remediar a situação ou sair fora antes que seus pênis morram de morte prematura.

INTIMIDAÇÃO ÍNTIMA

A piada é mais ou menos assim: há duas pontes no céu. Em cima da entrada de uma delas há um cartaz que diz: "Homens que se Intimidam com as Mulheres." Na frente dessa ponte estende-se uma fila de homens sem fim. Na entrada da outra ponte há o cartaz: "Homens que Não se Intimidam com as Mulheres." Há apenas um homem na fila.

Intrigado, São Pedro vai até esse sujeito e diz: "Diga-me, meu filho, o que o qualifica para estar nesta fila?"

O homem responde: "Minha mulher mandou-me ficar aqui."

Por que essa piada provoca gargalhadas? Porque todo homem, mesmo o homem mais forte, mais autoconfiante, mais independente e mais superpotente, em um momento ou outro já se sentiu intimidado por uma mulher. Esse é um dos mais profundos segredos que os homens carregam com eles. Os fortes riem disso, os fracos negam. Mas uma coisa é inegável: uma mulher implacavelmente intimidadora é uma maldição para o poder do pênis.

O que pretendo dizer por intimidação? Deixe-me falar desta forma. Muitos homens gostam de mulheres sexualmente agressivas, que os deixam saber o que elas querem e são francas sobre seus desejos. Mas todo homem tem sua própria linha que separa o tipo da agressividade que o excita, do tipo negativo que o faz querer fugir. Quando a agressividade é percebida como exigência ou ameaça, ela pode causar problemas. Os gestos, as palavras e a linguagem do corpo de certas mulheres não comunicam "eu desejo você", mas sim "erga-se ou cale-se", ou "duvido que você me satisfaça".

Por que muitos homens se intimidam com mulheres exigentes? Porque mulheres os pressionam quanto ao seu *desempenho*. Se a exigência é abertamente desafiadora, é como ter alguém ordenando: "Fique duro agora!" Isso é um problema, especialmente se o que ela está realmente dizendo é: "Estou testando você. Não creio que seja homem bastante para mim. E se não for, farei com que você fique sabendo disso." Mesmo que você não tenha um histórico de fraqueza do pênis, um novo conjunto de exigências abertamente agressivo pode disparar a insegurança que se esconde nas profundezas da psique de quase todos os homens. Será que conseguirei satisfazê-la? Estarei à altura? E se eu não conseguir? E você sabe o que acontece quando começa a pensar nessas coisas.

Nunca se deixe intimidar. Se você está com alguém que tem expectativas não realistas ou que põe pressão demais sobre sua *performance*, então converse com ela. Diga-lhe como isso o faz sentir-se. E se a comunicação não mudar a atitude dela, considere então a possibilidade de que ela não é uma parceira desejável para você. Uma mulher intimidadora não é excitante, é castradora. Não seja bobo em pensar que um "homem de verdade" satisfaria as exigências dela sem piscar, ou que não conseguir isso é um sinal de incapacidade pessoal.

Enquanto estamos no assunto de intimidação, devemos notar que muitas mulheres encantadoras e de bons sentimentos podem intimidar um homem sem perceber. Uma das formas mais comuns de isso acontecer é exemplificada por um paciente meu. Ele estava com uma nova namorada havia seis meses, e tudo estava correndo muito bem. Então, uma noite eles esbarraram no ex-namorado dela. Ele parecia um galã de cinema com o corpo de um peso-pesado. Mais tarde, a namorada lhe falou sobre o rapaz. Ela disse que ele era, na cama, o melhor homem que conhecera. "Ele era inacreditável", recordou. "Podia fazer amor a noite inteira."

A intenção dela era bastante inocente. Ela achava que estava compartilhando com ele uma parte importante de seu passado; a moral da história dela era que o ex-namorado era um idiota cuja agressividade era ocultada por sua destreza sexual. Isso tinha sido uma importante lição para ela. Mas sua inocente tentativa de compartilhar uma intimidade com seu novo namorado teve um efeito devastador no poder do pênis dele. Ele começou a imaginar como o seu desempenho sexual se comparava com o do ex-amante, e começou a temer que podia perder a namorada porque não conseguiria atingir os padrões do outro rapaz. O resultado foi uma deflagração de fraqueza do pênis. Quando, certa tarde, ele procurou-me para falar do assunto, veio tudo à tona. Naturalmente, o medo dele estava todo na cabeça. A namorada o adorava. Ela não o estava comparando sexualmente ao outro homem (pelo menos foi esperta o bastante para *dizer* que não estava).

O importante é que, seja isso real ou imaginário, deliberado ou intencional, você nunca deve *comparar* seu desempenho com o de outro homem. Apenas faça o melhor que puder. Agindo assim, sentir-se-á bem consigo mesmo. Nunca pense no que sua amante possa ter feito no passado. Não importa se existem, ou existiram, outros homens por aí que talvez tenham *performance* acima da sua. Se fosse comparar-me com o campeão Jack Nicklaus quando jogo golfe, eu nunca mais daria uma tacada.

QUANDO O PROBLEMA ESTÁ DENTRO DE VOCÊ

"Quero que você examine meus níveis de testosterona", pediu meu paciente Marty. Ele era um agente de negócios, tinha quarenta e sete anos e estava em grande forma física; tinha a reputação de ser um solteirão superpotente antes de finalmente se casar com Marilyn, dois anos antes. "Ultimamente", prosseguiu ele, "não tenho tido desejo de fazer amor com minha mulher, e quando faço... bem, não sou o mesmo homem que costumava ser."

Eu disse a ele que iria fazer um exame de sangue só para satisfazê-lo, mas que estava virtualmente certo de que não havia nada fisicamente errado com ele. Essa costuma ser minha hipótese em situações assim, mas no caso dele eu tinha boas evidências.

Marty e eu freqüentávamos o mesmo clube, e na semana anterior eu o havia visto discutindo acaloradamente com a mulher no estacionamento. Perguntei-lhe como estavam as coisas entre eles. Sua resposta foi evasiva, mas pela linguagem de seu corpo pude perceber que ele estava contendo muita raiva dentro de si.

"Converse com Marilyn", disse-lhe eu. "Endireite as coisas e o seu pênis também vai endireitar-se." Cobrei-lhe uma taxa extra de trinta e cinco centavos pela consulta psiquiátrica e mandei-o embora. Sua taxa de testosterona, naturalmente, estava normal.

Pela minha experiência clínica, há muito tempo concluí que o melhor afrodisíaco jamais inventado é o amor. E o oposto também é verdade: o maior inimigo do desejo sexual é a raiva. Para homens que têm um relacionamento íntimo, nada fará um pênis retrair-se e recolher-se tão depressa quanto a raiva, a hostilidade ou o ressentimento em relação à parceira. E se eles não conseguirem expressar seus sentimentos e solucionar seus conflitos, as coisas irão piorar cada vez mais. E aí, quando eles se esforçam para fazer amor, seus pênis dizem: "Não fico duro para ela. Não depois do que você tem pensado sobre ela!"

Realmente, minha experiência ensinou-me que a redução do desejo causada pela raiva pode conduzir também à fraqueza do pênis. De todas as circunstâncias desgastantes que podem afetar a sexualidade de um homem, a mais poderosa é a natureza de seu relacionamento. Se você está abrigando animosidade contra sua mulher ou namorada, se está alimentando sentimentos de raiva em seu coração sem expressá-los, se o ressentimento se tem acumulado em seu coração como grãos de areia e isso obscurece o amor que os uniu, bem, como isso não iria afetar o que acontece quando vocês vão para a cama? É por isso que um homem que aspira a um grande poder do pênis deveria aprender a lidar efetivamente com seus sentimentos e não deixar que eles contaminem seu relacionamento.

Especialmente com parceiras de muito tempo, é o coração que governa o pênis. À medida que o tempo passa, o fogo da paixão diminui e a novidade se transforma em rotina, são as emoções que, mais do que qualquer outra coisa, guiam a sexualidade. Está além do âmbito deste livro, e do meu conhecimento profissional, advertir a você das complexidades das relações homem-mulher e das nuances de emoções sutis. O que posso fazer é dizer-lhe o que digo aos meus pacientes: *remova toda a raiva e todo o ressentimento de seu relacionamento.* Mantenha vivos o amor e a afeição. Reconheça o valor de sua parceira. Não deixe sua apreciação declinar-se. Não deixe que animosidades insignificantes ofusquem as qualidades que os têm mantido juntos.

Duas pessoas adultas com um forte compromisso mútuo têm o melhor potencial para uma satisfação sexual mútua, mas os problemas também são importantes. Todo relacionamento tem conflitos — sobre sexo, dinheiro, filhos, parentes e os milhares de aborrecimentos —, e cada conflito afeta seu pênis. Resolva os problemas. Lide com as dificuldades inevitáveis de forma franca e honesta. Se não conseguirem fazer isso sozinhos, então procurem um terapeuta que possa ajudá-los. Deixem seus sentimentos emergirem. Isso não significa despejar suas emoções, significa comunicar-se numa atmosfera de honestidade e respeito mútuo, onde cada um escuta e fala.

Pela minha experiência, o homem com poder do pênis não tem medo de mostrar a sua vulnerabilidade. Se ele está com raiva é porque foi magoado ou ofendido, e sabe que é melhor expressar seus sentimentos feridos do que represá-los e explodir num momento inoportuno. Se seu relacionamento é construído sobre uma base sólida, sua parceira vai responder com sentimentos igualmente autênticos, e o amor que você sepultou sob a raiva tem boa chance de subir até a superfície. Quando isso acontece, seu pênis certamente subirá junto.

10.

Você É Tão Velho Quanto se Sente

"Não é estranho que o desejo deva sobreviver ao desempenho por muitos anos?", indagou Shakespeare de forma eloqüente e perspicaz. Isso pode parecer estranho para os homens cujo poder do pênis parece diminuir com a idade, mas certamente não é estranho para um urologista. De todas as circunstâncias que afetam o funcionamento de um pênis, a mais previsível é o processo normal e inevitável do envelhecimento.

De longe, a queixa que ouço com mais freqüência é a seguinte frase com todas as suas variações: "Alguma coisa está errada, doutor. Não sou mais o homem que costumava ser." O que eles normalmente estão tentando dizer é que não têm o desejo sexual no mesmo nível em que costumavam ter; demoram muito para ter uma ereção; demoram muito para ejacular; demoram muito para se excitarem de novo depois de fazer sexo; suas ereções não são tão firmes; algumas dessas coisas; ou todas essas coisas. Trata-se de mudanças previsíveis que ocorrem nos homens com a idade. Elas acontecem em épocas diferentes com homens diferentes, mas simplesmente acontecem com todos que vivem o tempo suficiente.

Os problemas surgem com uma dessas duas reações ao processo do envelhecimento: primeira, por não perceber que tais mudanças são normais, o paciente deduz que tem um problema médico ou psiquiátrico; ou então, ele *sabe* que essas transformações são típicas e conclui, desesperançadamente, que já ultrapassou o cabo da Boa Esperança. Qualquer uma dessas conclusões é errônea e prejudicial à felicidade de um homem e à saúde do pênis.

Um exemplo típico do primeiro exemplo de homem é um colega meu, um radiologista perto dos seus cinqüenta anos. Ele sempre fora um homem superpotente e de excelente saúde. Notando que estava sentindo cãibras na perna quando corria, ele procurou um clínico geral. Descobriram tratar-se de uma claudicação, o que significa que os músculos da perna não estavam sendo supridos de suficiente oxigênio porque seu fornecimento de sangue havia diminuído em função de um bloqueio parcial nas artérias para a perna. Ele tratou-se do problema, e depois me procurou. Como ele tinha um bom conhecimento de medicina, sabia que se o sangue que fluía para a perna sofrera um bloqueio, o mesmo deveria acontecer com o pênis. Era esse o esclarecimento que desejava, pois havia algum tempo estava alarmado por causa do declínio em seu poder do pênis. Seu ego o impedira de contar isso a mim, mas agora que estava certo de se tratar de um problema médico, resolvera abrir-se.

Depois de um exame urovascular completo, pude dizer-lhe sem qualquer dúvida que o fluxo de sangue para seu pênis era tão bom como era aos trinta anos. O problema era que quando ele se comparava com o que havia sido cinco ou dez anos antes, ele estava claramente perdendo terreno. Eu lhe disse: "Você corre tão depressa quanto corria aos vinte e cinco anos de idade? Levanta o mesmo peso que conseguia levantar então? Quantas flexões consegue fazer hoje? Dança até raiar o dia? Você não espera fazer tudo isso porque sabe o que acontece com nosso corpo quando envelhecemos. Então, como quer, com sua idade, ter o mesmo comportamento sexual que tinha quando era jovem?

A outra resposta ao envelhecimento é caracterizada pelos inúmeros homens que se resignam a uma vida sem sexo. Freqüentemente eles ficam desanimados, atormentados, cínicos quanto à vida em geral e propensos às lamentações. São os homens que, quando se aposentam, param de viver. E assim como quando ocorre uma ligeira perda de memória ou de audição, eles interpretam as mudanças em sua sexualidade como um sinal de morte iminente. Então, logo aposentam o pênis, sem nem mesmo uma cerimônia comemorativa para entrega de medalha ou de um relógio de ouro. Que triste desperdício de poder do pênis!

O principal é lembrar-se disso: à medida que a idade avança, você não perde o poder do pênis, e o desempenho de seu pênis não se torna inferior. Ele simplesmente muda. Torna-se diferente. A menos que você tenha um distúrbio médico real que interfira no funcionamento do pênis, pode ser tão superpotente aos oitenta anos quanto era aos vinte. O segredo é compreender as mudanças que ocorrem com a idade, aceitá-las com bom espírito, adaptar sua atitude e tirar o melhor proveito do que você tem. Tudo isso é relativo. E tudo está na sua cabeça.

AS FASES DO PÊNIS

Do nascimento à puberdade o pênis é basicamente um condutor para a urina. O mecanismo da ereção, contudo, está presente mesmo antes do nascimento; os bebês do sexo masculino têm ereções, mas elas são involuntárias e não estão associadas a qualquer coisa sexual. Essas ereções infantis provavelmente ocorrem devido ao estímulo nervoso causado pela bexiga cheia ou por esfregar o pênis com uma toalha depois do banho.

Então chega a puberdade, quando começam a ocorrer coisas peculiares. Os testículos já se desenvolveram a ponto de produzir a circulação de testosterona (o hormônio masculino) suficiente para alterar o tamanho e a aparência de certas partes do corpo. Agora o menino desenvolve características sexuais secundárias e a capacidade de ejacular. De repente o pênis é uma novidade maravilhosa. Os meninos não se cansam de brincar com ele. Eles agora podem ser estimulados só por olhar uma ilustração sensual ou para as pernas de uma garota. Eles percebem que podem masturbar-se, e inevitavelmente aprendem que isso pode ser ainda melhor com uma parceira.

Caracteristicamente, quando um rapaz chega perto dos vinte anos, torna-se sexualmente obcecado. Seu nível de desejo, a facilidade com que se excita e sua capacidade de sexo são incríveis. Dominado por hormônios, fisicamente no auge e ainda não sobrecarregado por responsabilidades adultas, ele é uma ereção ambulante, capaz de ter uma a qualquer hora com pequena ou nenhuma provocação, e capaz de ejacular cinco ou seis vezes num dia! Em nenhuma outra época o pênis governa tanto o cérebro como na adolescência. Lembro-me de uma vez em que um professor fez cair o teto da sala com uma observação convincente. A Universidade de Princeton ainda não era mista, e assim o auditório estava lotado por algumas centenas de calouros num curso de investigação filosófica. O professor olhou por cima dos estudantes e disse: "Todos vocês aí, rapazes, têm esse pedaço de carne pendurado entre suas pernas. Em sua idade, tudo na vida está centralizado nesse penduricalho. É a única coisa em que pensam, dia e noite. Se houvesse uma maneira de canalizar a energia mental coletiva concentrada nesses canudos, para um plano intelectual mais produtivo, em tempo recorde vocês poderiam ter nas mãos um diploma de formatura obtido com láureas e economizar um monte de energia no processo."

Os problemas do pênis que trato em pacientes por volta dos vinte anos de idade são aqueles caracteristicamente associados com a hipersensibilidade. Inseguro de si mesmo, preocupado em saber se é normal e se é tão viril quanto seus amigos, o jovem pode perder sua ereção perpétua exatamente no momento errado, por causa de puro nervosismo. Mais característico ainda é o problema da ejaculação prematura. O pênis adolescente é extremamente sensível, o volume de sêmen produzido é maior que em qualquer outro estágio da vida, e os jovens não têm experiência o bastante para desenvolver o autocontrole. Assim, ele pode ejacular antes da penetração ou imediatamente depois. Isso pode ser constrangedor o suficiente para fazer um rapaz afastar-se do sexo. Se ao menos ele soubesse o quanto isso é comum! A solução para muitos jovens é simplesmente ter ejaculações mais freqüentes. (Contudo, nessa era da Aids, devo acrescentar uma nota de cautela: sexo freqüente não deve ser entendido como sinônimo de sexo indiscriminado). Por volta dos vinte anos, ficar pronto para outra pode não demorar mais do que dez minutos. Se você ejacular prematuramente da primeira vez, a próxima durará mais simplesmente porque há menos fluido em suas vesículas seminais e menos pressa fisiológica em soltá-lo. É necessário um nível maior de estimulação por um período maior de tempo para entrar na fase de excitação em que ocorre o processo de ejaculação. Falaremos mais sobre ejaculação um pouco mais adiante.

Tenho visto um número surpreendente de homens com fraqueza do pênis com idade entre vinte e vinte e poucos anos. São jovens que de repente se viram com problemas de ereção. Isso quase nunca provém de algo físico, mesmo que, medicamente falando, o "pico" da sexualidade já possa ter passado aos dezenove ou vinte anos. Minha observação é de que isso tem mais a ver com o *estágio* da vida em que acabaram de entrar: fora da escola, não mais em um ambiente seguro e previsível onde seu *status* é baseado em sua popularidade, e não mais protegidos pelos pais. De repente eles estão lidando com as duras realidades da vida e tomando decisões "adultas". O grande homem do *campus* é agora um pequeno homem no escritório. O estudante brilhante agora tem que passar em testes que não estão no papel e não são de múltipla escolha. As garotas que ele encontrava nas salas de aula e festinhas de amigos são agora jovens mulheres com necessidades e exigências maduras. Ele vê a si mesmo num relacionamento pela primeira vez, com toda a complexidade e confusão que isso implica. Além disso, pela primeira vez está trabalhando duro e por muitas horas; assim, lá pela sexta-feira o que mais sente é cansaço. Não consegue livrar-se com facilidade do peso das pressões e dos esforços violentos com que está arcando.

Todas essas coisas freqüentemente equivalem a uma alta carga de estresse para alguém sem os conhecimentos, as habilidades ou o amadurecimento necessários para lidar com elas. Ele ainda não desenvolveu a capacidade de organizar a sua vida. Essas pressões muitas vezes levam um jovem a questionar sua identidade masculina. O resultado de tudo isso pode ser um caso grave de insegurança, conduzindo às conseqüências sobre o pênis que já descrevemos.

Então surgem outros perigos, que continuarão desde o período do pico da sexualidade até que seu pênis descanse junto com seus outros órgãos. É interessante destacar que essas mudanças não serão percebidas no próprio pênis. Esse é um dos aspectos mais notáveis do pênis, e também outro paradoxo, o de que com a idade ele não apresenta virtualmente *nenhuma mudança no tamanho ou na aparência*. Enquanto outros órgãos degeneram, enquanto sua pele se enruga e a barriga se expande, enquanto seus cabelos embranquecem e rareiam, seu pênis tem a mesma aparência que sempre teve. Se lhe mostrasse uma foto sem retoques de um pênis ereto de vinte anos de idade lado a lado com outro de oitenta anos, você não conseguiria dizer a diferença. O mesmo é mais ou menos verdade para dois pênis flácidos, embora o olho treinado de um urologista possa discernir uma sutil diferença. No pênis mais velho há algum relaxamento dos ligamentos suspensórios (localizados bem sob o osso púbico), o que dá a impressão de que o pênis esticou. Isso é mais ilusório do que real; o pênis realmente não está mais longo, ele apenas pende de forma diferente. Inversamente, não há *encolhimento* do pênis com a idade, como muitos homens temem. O comprimento e a grossura de um pênis ereto são determinados pelo tamanho dos corpos cavernosos (as estruturas tubulares que se enchem de sangue no estado de ereção) e isso não muda quando o homem alcança a maturidade.

O que muda é como o pênis se comporta. A primeira coisa que os homens notam é que leva mais tempo para conseguir uma ereção. Isso pode começar a acontecer logo depois dos vinte anos, e acontece tão gradualmente que só é percebido quando eles se aproximam da meia-idade. Depende em grande parte dos tipos de relacionamentos que têm e a freqüência de sua atividade sexual. Mas em algum momento os homens invariavelmente descobrem que leva mais tempo para ficarem duros. Uma vez que seus hormônios passam a fluir com maior parcimônia, as fantasias não são mais suficientes; a simples visão de um corpo sensual pode não conseguir isso, ou pelo menos não com o mesmo ímpeto. Pode ser necessário um pouco mais de estimulação direta por parte de sua parceira. Realmente, como mencionei, segundo a minha experiência muitos homens mais idosos podem conseguir uma ereção somente com o efeito da sucção por meio do sexo oral.

Com a idade, você poderá notar também que suas ereções nem sempre são tão rígidas quanto uma barra de ferro, como eram quando você tinha menos de vinte anos. Às vezes, ficam assim como meio rígidos ou meio duros — a chamada meia-bomba — até que a estimulação adequada lhes dá sua força total. Isso também é normal, mas os homens muitas vezes recebem isso com pânico, lembrando os dias em que pareciam ocupar a metade do seu tempo ocultando ereções.

O mesmo é verdade para o período refratário. É um fato urológico bem documentado de que o tempo necessário para se recuperar depois de uma ejaculação aumenta proporcionalmente à idade do homem. Quando o homem chega aos cinqüenta ou sessenta anos, o período refratário pode durar até vinte e quatro horas, mesmo com estímulo direto. Os homens notam também que o ato da ejaculação parece menos volumoso e menos explosivo com a idade; o sêmen parece escorrer, em vez de ser expelido com força. Além disso, os orgasmos podem parecer menos intensos.

Tudo isso faz parte do processo normal de envelhecimento. Você pode antecipar essas mudanças e acolhê-las sem amargura ou alarma. E daí, se leva um pouco mais de tempo para conseguir a ereção? Assim, você e sua parceira podem até aproveitar as carícias extras necessárias para que você fique pronto. E daí, se não puder sair para uma segunda ou terceira vez sem um longo descanso? Isso não significa um declínio em sua masculinidade. Você pode fazer uma porção de coisas da mesma forma como sempre fez, e de qualquer forma provavelmente não estará mais desejando sexo com a mesma freqüência que costumava desejar. Simplesmente focalize sua atenção em extrair o melhor proveito possível da relação sexual. E daí, se sua ejaculação não é mais vulcânica como era antes? Você ainda pode desfrutar ao máximo o prazer do orgasmo.

Além disso, há outra mudança que ocorre com a idade, e essa deve ser vista como um prêmio: leva-se mais tempo para atingir o clímax. Como diz a piada: "Leva a noite inteira para fazer o que se costumava fazer a noite inteira." Mas isso não é um problema, é um presente, especialmente se antes você tinha dificuldade em controlar suas ejaculações. Jovens que são rápidos no gatilho acham sua vida sexual muito mais satisfatória quando chegam à idade em que o atraso no orgasmo não é mais uma necessidade, e sim um processo natural. Sua parceira terá mais prazer, porque normalmente é mais fácil levar uma mulher ao orgasmo com intercurso prolongado do que com encontros rápidos. E quanto mais satisfeita estiver sua parceira, mais excitado *você* ficará.

O principal é que com a idade o sexo não se torna menos desfrutável, nem inferior em nenhum aspecto. Torna-se apenas diferente. E pode ficar melhor do que nunca se você tem a atitude certa. Você não apenas adquire naturalmente maior controle ejaculatório; se você tem prestado atenção com o decorrer dos anos, deve também ter aprendido muita coisa sobre as mulheres em geral e sua parceira em particular. Deve ter aprendido truques para excitar e satisfazer a pessoa com quem você compartilha a cama — e vice-versa.

Uma coisa que você deve fazer enquanto envelhece, especialmente quando chega aos sessenta ou setenta anos, é ajustar o seu *estilo* de amar. Seu pênis pode parecer tão jovem como sempre, mas o resto de você envelheceu. Você pode ter mais controle sobre a ejaculação, mas seus braços podem não ser fortes o bastante para agüentar você todo esse tempo. Os músculos das costas e das pernas podem cansar-se depressa. Suas juntas e ligamentos podem não ser mais tão flexíveis. Tudo isso significa que você deve descansar ou mudar de posições com mais freqüência. Ou pode ter que tentar posições completamente diferentes. Se você mantém uma atitude positiva, verá tudo isso como um desafio, e não como uma carga.

JOVEM NO CORAÇÃO, JOVEM NO PÊNIS

A atitude é a chave da longevidade do pênis. Meus pacientes superpotentes dizem que o sexo lhes dá tanta satisfação aos setenta anos quanto aos vinte. Alguns dizem que está até melhor. Da mesma forma, também um intercurso prolongado ocasional com um orgasmo pode dar o mesmo prazer que intercursos rápidos e orgasmos múltiplos.

O triste é que muitos homens desistem de sua vida sexual tão logo começam a identificar a si mesmos como "velhos" — especialmente quando se aposentam. A idéia de que a aposentadoria equivale ao nirvana é um dos mitos mais infelizes jamais criados. Tenho observado no meu trabalho que a aposentadoria pode levar à inércia, ao tédio e à estagnação. Muitos de meus pacientes idosos, mesmo os que não têm qualquer preocupação financeira, preferem *não* se aposentar. Eles podem reduzir as horas de trabalho e delegar um monte de responsabilidades, mas se mantêm ativos. Esses tendem a ser meus pacientes mais saudáveis e superpotentes. Eles vivem mais e a qualidade de sua vida é melhor do que daqueles que param de lançar desafios a si mesmos. Meu conselho como urologista é que você não aposente seu pênis a menos que seja forçado a isso por circunstâncias fora do seu controle, como uma doença grave.

Até recentemente, a imagem que nossa sociedade tinha da velhice excluía totalmente o sexo. Era considerado indecoroso que as pessoas idosas *falassem* sobre isso, muito menos fizessem isso. Conheço pessoas idosas que precisam esgueirar-se por aí escondidos para fazer sexo, exatamente como faziam quando eram adolescentes, porque sabem que seriam condenados pelos conhecidos e principalmente pelos filhos. Outras pessoas idosas param de fazer sexo completamente porque adquirem a noção de que se *espera* que eles façam isso. Eles suprimem sua sexualidade porque de alguma forma lhes parece impróprio exprimi-la.

Espero que a geração que vejo agora amadurecer mude tudo isso. Você merece uma vida sexual ativa e saudável enquanto seu corpo puder lidar com isso. Não tenho restrições a fazer, a menos que você tente fazer coisas que seus músculos e suas juntas estejam fracos demais para conseguir, ou que você force a si mesmo até a exaustão. Apenas não espere poder fazer aos cinqüenta anos o que você fazia aos quarenta, ou aos sessenta o que fazia aos cinqüenta, ou aos setenta o que fazia aos sessenta, e assim por diante. Adapte suas atividades sexuais à medida que seu corpo envelhecer, assim como você adapta outras atividades. Encare essas adaptações como um novo desafio. Use a inteligência e a imaginação para transformar em criatividade o que lhe falta agora em força física.

Pela minha experiência médica, enquanto você for capaz de respirar, de movimentar suas extremidades, de manter um controle razoável sobre suas funções corporais, de conservar-se lúcido o suficiente para identificar o dia da semana e do mês, e de manter uma visão mental positiva, você pode continuar a exercitar seu poder do pênis indefinidamente. Você pode ajudar a permanecer superpotente em sua idade mantendo bons hábitos gerais de saúde: exercite-se regularmente, limite o consumo de gordura e colesterol, controle seu peso, evite fumar e beber demais, vigie sua pressão sangüínea e visite seu médico regularmente. Se continuar fisicamente disposto e mentalmente alerta, você poderá permanecer sexualmente ativo enquanto desejar.

O mais importante é: *não pense como um velho!* Seu corpo pode produzir menos testosterona; seus vasos sangüíneos podem ter sido parcialmente obstruídos, reduzindo o fluxo de sangue para o pênis; seus músculos e suas juntas podem ter-se deteriorado. Mas se sua mente ainda está forte, seu pênis pode ser forte também. O segredo é não lamentar o que se perdeu, mas ser grato pelo que ainda tem e fazer o melhor uso possível disso. A idade não é um estorvo para o homem superpotente, é um desafio e uma oportunidade. Pense em si mesmo como um cantor cuja voz não é tão poderosa quanto antes, mas que utiliza melhor do que nunca o fraseado, o sentimento e a sutileza. Pense em si mesmo como um atleta ou um dançarino cujas pernas não são mais tão fortes quanto carvalhos, mas que funcionam com uma graça adicional por causa da sabedoria que vem com a experiência. Se você mantém seu entusiasmo, pode compensar ou mesmo bloquear a decadência corporal.

Se tiver o poder do pênis você será sempre jovem, não importa a idade que tenha. O uso constante de seu pênis avivará sua mente, estimulará sua alma e manterá seus sentimentos vigorosos. Em suma, você não pára de fazer sexo porque ficou velho, *você fica velho porque parou de fazer sexo.*

Na verdade, de várias formas, seus anos avançados devem ser anos dourados para a sexualidade. Pense nisso: você não precisa levantar-se e ir para o escritório de manhã; você não precisa preocupar-se mais com crianças e contas; você tem menos estresse diário e poucas pressões; você tem mais privacidade; tem mais tempo; pode permitir-se o luxo da paciência. Essa é uma oportunidade para o homem superpotente fazer o melhor de seu poder do pênis.

O sexo não somente é seguro para os homens idosos, mas também bom para eles. Mantém você jovem. Seu pênis está aí para servir-lhe, da puberdade à idade avançada. Não abandone seu pênis e ele não o abandonará.

A PROSPERIDADE DO PÊNIS

Uma boa razão para ser otimista quanto à longevidade de seu poder do pênis é que a ciência médica é capaz de ajudar, mesmo se a idade reduzir a capacidade de seu corpo. A principal causa de falha de ereção com os idosos é a arteriosclerose, que pode restringir o fluxo de sangue para o pênis e impedir que este fique duro o bastante para a penetração. Se o paciente com esse problema estiver motivado, temos muitos tratamentos que podem ajudá-lo. Descrevi essas opções no Capítulo Sete: implante de próteses, dispositivos de vácuo ou sucção, e medicamentos vasoativos auto-injetáveis como a papaverina e a prostaglandina E.

Com relação às próteses e às injeções, quero fazer uma importante distinção entre o tipo de paciente para o qual recomendo isso e o tipo para o qual não recomendo. O candidato típico é o homem que sofre do que chamo de síndrome de Palm Springs ou síndrome do mundo do ócio. Ele é um viúvo com cerca de setenta anos, e está começando a encontrar-se com mulheres idosas que gostam de namorar. Para surpresa dele, essas mulheres esperavam um nível de atividade sexual que ele não previa e nem está necessariamente disposto a corresponder. Tipicamente, ele não tinha estado sexualmente muito ativo em seus últimos anos de casamento, seja por causa da doença da mulher, seja pela queda de sua própria capacidade devido à redução do fluxo sangüíneo, seja simplesmente devido à diminuição do desejo que acompanha os longos casamentos. Assim, pela primeira vez em anos ele é requisitado a uma *performance*, quer satisfazer à sua nova amiga, e está constrangido. Ele se sente como se não fosse homem o bastante. Por outro lado, se o paciente está em boas condições físicas, agressivamente ofereço-lhe soluções e encorajo-o a tirar vantagem delas. Ele é um perfeito candidato a uma prótese ou a injeções vasoativas.

O outro tipo de paciente é o homem idoso que está casado há muitos anos com a mesma mulher. O casal tem uma satisfatória vida em comum e os dois continuam apaixonados, mesmo considerando-se que sua vida sexual tenha diminuído ao longo dos anos, talvez ao ponto de total inatividade. Quando tentam fazer sexo, o homem é incapaz de ter uma ereção. Então, numa irrupção da juventude perdida, ele decide que quer ter de novo sua antiga vida sexual e me procura em busca de ajuda. Se eu sinto que ele está procurando tratamento na vã esperança de que isso possa restaurar seu vigor e sua virilidade juvenis, não o encorajo a implantes ou injeções. De acordo com minha experiência, se o casamento já se adaptou à ausência de sexo, os tratamentos não são recomendáveis. Já constatei que, uma vez que passa a novidade, esse tipo de paciente normalmente interrompe o uso desses recursos. Muitas esposas já me disseram que os maridos usavam a prótese ou a auto-injeção algumas vezes e depois paravam. Contudo, cada caso tem que ser avaliado individualmente, de preferência com a mulher participando da decisão. O tratamento tem, na verdade, feito muito bem para muitos casamentos de cinqüenta anos e mais.

Deixe-me fechar este capítulo sobre o envelhecimento com uma previsão. Baseado em minha experiência e meu conhecimento das recentes pesquisas, estou convencido de que o futuro é de bons agouros para a vida sexual de pessoas que hoje entram na idade madura, e ainda melhor para aqueles de meia-idade. Baseio essa previsão no espantoso progresso que tem sido feito em estender a capacidade de outras funções corporais. Os limites máximos do que o corpo pode fazer têm sido continuamente ampliados. Nos esportes, o que antes eram consideradas barreiras insuperáveis — cem metros em dez segundos, saltos de dois metros de altura e assim por diante — é agora rotineiramente ultrapassado. Além disso, o período de aproveitamento máximo de um atleta tem sido incrivelmente estendido por processos de condicionamento, conhecimento nutricional e avanços médicos. Não vejo razão para que os anos de sexualidade ativa não possam ser igualmente expandidos, assim como o poder do pênis de homens idosos.

Acredito que no próximo século as pessoas serão sexualmente ativas até com mais de noventa anos. Pelo simples fato de que os limites continuarão a expandir-se, graças aos avanços médicos, estilos de vida mais saudáveis e novas descobertas como os chamados genes de Matusalém, que prometem prolongar a vida por meio de drogas ou da engenharia genética. Não apenas isso; prevejo também que a qualidade da vida na idade avançada aumentará geometricamente. Os idosos de hoje em dia são muito mais vitais e mais dinâmicos do que os de antes. Além disso, a atitude da sociedade com relação ao sexo e a velhice está-se tornando mais permissiva. Não posso duvidar que se torne muito mais aceitável que se seja sexualmente ativo em idade avançada. E essa tendência provavelmente vai acelerar-se à medida que a geração que cresceu durante a revolução sexual se aproximar da idade madura. Para homens que agora são jovens, os anos dourados serão realmente uma oportunidade dourada para o exercício prazeroso e tranqüilo do poder do pênis.

11.
Perguntas e Respostas

Como as pessoas geralmente sabem tão pouco sobre a área em que me especializei, passo muito tempo respondendo a perguntas de pacientes, amigos e até de estranhos. Neste capítulo abordarei as perguntas que me são feitas mais freqüentemente, mas que ainda não foram respondidas ou completamente respondidas neste livro.

P. As mulheres preferem determinados tipos de pênis?

R. Em mais de vinte anos de prática urológica, tenho tido centenas de conversas com mulheres sobre os detalhes mais íntimos de suas vidas. Elas me contam coisas que jamais disseram a nenhuma outra pessoa, incluindo suas mais secretas práticas sexuais e suas mais estranhas fantasias. Mas nenhuma mulher jamais expressou seriamente uma forte preferência por um tipo de pênis sobre os outros. E, pode acreditar, perguntei bastante sobre isso. Comprimento, grossura, aparência, formato — esses fatores não parecem importar, mesmo para mulheres que descrevem com grandes detalhes os tipos de peitos, pernas e traseiros que as excitam. Quando chega ao pênis, elas dão ênfase à *dureza* e à *sensibilidade*, embora algumas também mencionem a higiene. Aos olhos de uma mulher, o pênis é um órgão funcional, não necessariamente um objeto estético. Quanto a isso as mulheres não são diferentes dos homens; estes falam sobre o formato e o tamanho de seios, pernas e traseiros, mas raramente você os ouve descrever suas preferências por vaginas, exceto para dizer que gostam delas úmidas.

P. Se faço muito sexo, posso prejudicar meu pênis?

R. As chances de prejudicar seu pênis são mínimas, não importa o quão vigorosamente você o exercita. A natureza projetou seu pênis para ser resistente, maleável e durável. Ele pode levar muito mais golpes do que a maioria dos outros apêndices. Tente sacudir sua orelha ou envergar um dedo da forma como pode sacudir e envergar seu pênis. Ele pode até resistir a pancadas mais do que muitos órgãos, embora eu sugira que acredite em minha palavra e não experimente isso.

À exceção das baleias, nenhum mamífero tem ossos no pênis. Dessa forma, não há nada a fraturar. Nem há nele ligamentos, juntas ou músculos para distender ou romper. Os corpos cavernosos são envolvidos por um tecido fibroso tão resistente que tenho que me esforçar para fazer uma incisão nele durante uma cirurgia. Quando o pênis está ereto e esses corpos cavernosos estão cheios de sangue, é possível que um trauma violento consiga romper o envoltório fibroso, mas tais incidentes são extremamente raros (isso é às vezes chamado "pênis fraturado", embora seja um nome desapropriado). É também possível ocorrerem rupturas nos vasos capilares superficiais do pênis, causando manchas e equimoses, mas isso também é raro, especialmente no contexto do sexo.

Basta ver a sua própria experiência: quantos homens você conhece que já machucaram o pênis, em comparação com os que já machucaram as mãos, os braços, os pés ou as pernas? Se você se lembrar de algum homem reclamando de ter machucado o pênis, é provável que isso tenha ocorrido com a *pele*. Acredite ou não, a pele é a parte mais vulnerável do pênis. Ela pode sofrer queimaduras, cortes e machucados, mas isso decorre com mais freqüência de acidentes, como prendê-lo no fecho ecler, do que de atividades sexuais normais. Provavelmente, o ferimento mais freqüente relacionado a sexo é a irritação da pele causada por fricção excessiva. Isso deixa mais homens sem fazer sexo do que qualquer outro possível machucado; daí um colega meu afirmar que "a vaselina tem salvado mais casamentos do que conselheiros sentimentais". Também é possível machucar a glande por encontrões no osso púbico da mulher. Mas, também aqui, os machucados traumáticos são mais freqüentemente causados por alguma coisa fora do sexo normal.

Infelizmente, a maioria dos ferimentos do pênis que vejo em meu consultório e na sala de emergências são auto-induzidos. Você não acreditaria nos objetos que tenho removido — não somente anéis e clipes que perfuraram a pele, mas objetos compridos e finos inseridos na uretra: lápis, canetas, alfinetes, arames e especialmente palitos de coquetel. Ponto principal: use-o, mas não abuse dele.

P. Se usar meu pênis demais vou ficar fraco ou sair do circuito quando ficar velho?

R. Não há um número predeterminado de orgasmos, nem quota, nem limites máximos que não possam ser excedidos. Nem suas vesículas seminais vão secar se você ejacular demais. A natureza não racionou a sexualidade. Claro, você ficará cansado de ter muito sexo, assim como acontece com *qualquer* atividade física, mas seu corpo é esperto; se você ficar cansado demais, perderá seu desejo sexual. Descanse um pouco e ele volta logo. Se usar seu pênis freqüente e vigorosamente, ele vai revigorar o resto de seu corpo e manterá seu espírito jovem e vibrante. Usar de menos é um problema muito maior do que usar demais.

P. Tenho problemas cardíacos. Devo limitar a minha sexualidade?

R. Isso é algo a ser discutido com seu cardiologista. Cada paciente cardíaco deve ser aconselhado de acordo com suas condições específicas. Contudo, devo desmascarar o mito de que fazer sexo é ruim para o coração. No passado, homens que sobreviviam a ataques cardíacos eram com freqüência proibidos de fazer sexo. Recomendava-se também que eles não fizessem exercícios e que parassem com qualquer trabalho que exigisse esforço físico. Tudo isso mudou. O que sabemos hoje é que, dentro dos limites apropriados, o exercício é bom para pacientes cardíacos. Quanto a isso, o sexo não é diferente. Não é apenas uma excelente forma de exercício, como também insuperável em elevar o espírito de um homem que sofreu o trauma de um ataque cardíaco. Pela minha experiência, homens com distúrbios cardíacos costumam ficar deprimidos. Eles se sentem velhos. A imagem que ele faz de seu corpo leva um golpe. Esses fatores psicológicos podem impedir seu poder do pênis, e não há melhor antídoto para tal indisposição masculina do que fazer sexo.

Tendo dito isso, devo fazer uma importante advertência. Se você tem um caso de doença cardíaca, não deve fazer *nada* em excesso, inclusive sexo. Assim como com qualquer forma de exercício, se você sentir dor no peito quando estiver fazendo sexo, pare imediatamente e consulte seu cardiologista o mais depressa possível. Um problema que tenho visto freqüentemente são homens idosos que têm complicações tanto cardiovasculares quanto de ejaculação retardada. Como levam mais tempo para alcançar o clímax, esses homens ficam fatigados, esforçando-se para atingir o arrebatamento de um orgasmo ilusório. Isso é como forçar os limites de sua resistência para alcançar a linha de chegada na frente do seu adversário. É bom para o homem com um excelente condicionamento físico, mas para alguém com problemas cardiovasculares pode ser extremamente perigoso.

Em conclusão, não seja uma pessoa insípida, mas também não tente ser um herói. Discuta sua vida sexual com seu cardiologista tão naturalmente como sua rotina de exercícios.

P. É possível tornar-se viciado em sexo?

R. Do estrito ponto de vista médico, a resposta é não. Nosso critério para vício é a presença de sintomas fisiológicos de abstinência. Quando um viciado é privado daquilo em que é viciado, ele sofre conseqüências bioquímicas previsíveis, como ocorre com o álcool, a nicotina ou os narcóticos. Claro, ser privado de sexo não é nada agradável. Os homens são diferentes, e vão sofrer em maior ou menor extensão. Mas isso não constitui um vício maior do que sentir que a falta de alimento vai transformá-lo em viciado, ou a falta de exercício, transformá-lo num viciado em exercícios. Como a alimentação e o exercício, o sexo é uma função natural.

Talvez seja mais apropriado dizer que homens podem tornar-se compulsivos ou obcecados pelo sexo. Em casos extremos isso pode ser prejudicial a outros aspectos da vida. Contudo, deve-se destacar que a obsessão sexual não é *causada* pela atividade sexual em excesso. Não é como usar cocaína ou heroína; você não se torna dependente ou viciado por ter sexo freqüente. Pelo contrário, a obsessão sexual é uma função de problemas psicológicos com raízes profundas. Homens com esse problema devem procurar um bom psicoterapeuta.

P. Se eu tomar testosterona vou me tornar um amante melhor?

R. Não, a menos que seu nível de testosterona seja anormalmente baixo. Se estiver dentro de níveis normais, as injeções de hormônio não vão mudar sua capacidade de ter ou manter uma ereção, nem vão aumentar sua capacidade de nenhuma forma. Na verdade, isso pode ser prejudicial. Tome testosterona e há uma boa probabilidade de que você vá acabar no consultório de um urologista com transformações como encolhimento dos testículos, assim como atletas e cultores dos músculos que usam esteróides anabólicos. O que a testosterona pode fazer é aumentar seu nível de desejo sexual, mas isso não vai acrescentar nada à sua *performance*.

P. Meus amigos parecem estar mais interessados em sexo do que eu. Há alguma coisa errada comigo?

R. Há enormes diferenças nos níveis de desejo entre os homens. Numa pesquisa entre universitários, pediu-se que os voluntários apertassem um botão cada vez que tinham um pensamento ou uma fantasia sexual. Alguns estudantes apertaram mais de trezentas vezes num dia, enquanto outros informaram que raramente tinham um pensamento sexual. Assim, como se pode dizer o que é normal e o que não é? O importante é que você esteja apto a satisfazer qualquer que seja o seu nível de desejo sexual.

P. Estou pensando em fazer uma vasectomia. Isso afetaria meu poder do pênis?

R. A vasectomia é um método seguro e eficaz de controle da natalidade para homens que não desejam mais ter filhos. O processo consiste em cortar e amarrar o vaso deferente, o tubo que conduz o esperma dos testículos, onde ele é produzido, para as vesículas seminais, onde fica estocado até a ejaculação. Basicamente, a vasectomia interrompe a passagem do esperma; assim, nenhuma parte dele é incluída no sêmen quando você ejacula. O processo em si é realizado em menos de dez minutos no meu consultório, sob anestesia local, através de uma incisão no escroto. O desconforto pós-operatório é mínimo e raramente exige medicação dolorosa.

Quanto ao poder do pênis, não há absolutamente nenhuma mudança depois da vasectomia. Nem redução da sensação, nem queda do desejo, nem menos testosterona, nem perda da capacidade de conseguir ou manter uma ereção, nem diminuição do prazer em ter um orgasmo. A única coisa diferente depois da vasectomia é que você não libera esperma, mas o fato é que o esperma compreende uma porção minúscula do fluido seminal.

Às vezes, na verdade, uma vasectomia vai aumentar o poder do pênis porque você não ficará mais inibido por preocupações com a gravidez. Parceiros antigos muitas vezes se sentem mais espontâneos porque não precisam interromper o ato amoroso para lidar com diafragmas ou camisinhas, e sua sensibilidade aumenta durante o intercurso porque não há látex entre o pênis e a vagina.

Alguns pacientes de vasectomia mudam de idéia quanto a ter filhos e pedem uma reversão. Chamado vasovasostomia, esse processo envolve a religação dos vasos deferentes, um processo muito mais difícil que o da cirurgia original. Registra, contudo, um alto índice de sucesso; a maioria dos pacientes volta a ser capaz de conceber filhos. Da mesma forma que a vasectomia, a reversão não reduz o poder do pênis. Na verdade, há uma vantagem em potencial: como o casal agora está fazendo amor com o propósito expresso de conceber um filho, muitas vezes acha mais romântico do que nunca. Além disso, o paciente típico de vasovasostomia está revertendo uma vasectomia que fez quando ele e sua primeira mulher decidiram não ter mais filhos; ele agora está casado de novo, geralmente com uma mulher mais jovem que quer iniciar uma prole — um incentivo formidável para um homem de meia-idade.

P. Ouvi dizer que um "anel peniano" pode ajudar-me a demorar mais para ejacular. Devo usar um?

R. Não. Na esperança de prolongar a relação sexual, alguns homens colocam anéis metálicos em torno da base do pênis depois de conseguir uma ereção. Teoricamente, o anel restringe o retorno do fluxo venoso; assim, o sangue represado dentro do corpo do pênis não pode sair, e o pênis permanece ereto por mais tempo. Em princípio isso parece bom, mas pode ser perigoso. Se o fluxo sangüíneo é obstruído artificialmente — um risco em potencial com o uso do anel —, há o risco de vazamento ou coagulação do sangue, ou de ruptura dos delicados sinusóides do pênis. O dano pode ser irreversível e tornar mais difícil conseguir ereções no futuro.

Uma vez fui chamado à sala de emergências às quatro da madrugada. Um homem com cerca de vinte e quatro anos e sob o efeito de alguma droga tinha um grosso anel de bronze que apertava tanto a base de seu pênis, que estava ferindo a pele. Quando o examinei, seu sangue arterial continuava a fluir para dentro do pênis, mas o fluxo venoso de saída estava bloqueado, e o pênis ficara grotescamente inchado. Ele estava sofrendo horrivelmente. Eu lhe disse que precisava aplicar-lhe anestesia para retirar o anel. Deixei a sala para fazer os preparativos, mas quando voltei o paciente tinha ido embora. Ele ficou em pânico ao pensar em alguém manejando uma faca tão perto de seu pênis e fugiu do hospital.

Não sei o que aconteceu com ele, mas sei que se quer adiar a ejaculação, estará muito mais bem servido com a técnica da compressão descrita no Capítulo Treze.

P. Desde que minha mulher deu à luz não tenho sentido vontade de fazer sexo. O que aconteceu?

R. É uma pena, mas as pesquisas indicam que isso é comum. Uma teoria sustenta que as transformações pós-parto no corpo da mulher podem torná-la menos atraente ao marido. Por exemplo, algumas mulheres ficam com estrias no baixo abdome ou varizes nas pernas, enquanto outras podem achar que seus seios se tornaram menos firmes. Outra teoria sugere que as exigências de um bebê podem deixar os pais esgotados. Para mim, porém, a principal razão é essa: depois de dar à luz, a atenção da mulher se transfere toda do marido para o filho. Agora ela é exigida pela criança, e a maior parte de seu carinho e de seu amor está dirigida ao bebê.

Para muitas mulheres, dar à luz traz a sensação de realização mais forte de sua vida. É normal e natural que sua energia seja concentrada no bebê. Infelizmente, mesmo homens que compartilham esse sentimento de satisfação paternal e apreciam a dedicação da mulher ao filho podem, num determinado nível inconsciente, sentir-se rejeitados. De repente, eles estão em segundo lugar.

Essas mudanças pós-parto são previsíveis. Elas exigem adaptações psicológicas, e talvez também modificações nos hábitos de horários e circunstâncias de fazer amor. É fundamental que o homem superpotente compreenda as dinâmicas em marcha e não interprete o comportamento da mulher como rejeição.

P. Quero sexo muito mais vezes que minha mulher. O que posso fazer quanto a isso?

R. Pela minha experiência, cerca de um terço dos casais que buscam aconselhamento matrimonial o faz por causa de uma acentuada discrepância entre os níveis de desejo dos parceiros. É um problema comum, refletido na antiga piada: como se chamam as carícias preliminares num casamento? Resposta: Mendicância.

Nenhum homem gosta de ser rejeitado, mesmo se está seguro do amor da parceira e sabe que é adorado. E nenhum homem gosta de implorar por sexo. Mas é um fato da vida: na média, os homens têm maiores níveis de desejo do que as mulheres e se vêem com disposição ao sexo com mais freqüência do que as mulheres. Infelizmente, o problema pode ficar pior se você reprimir sua frustração sexual. Você corre o risco de tornar-se hostil e ressentido, e deixar que esses sentimentos afluam de formas que não têm nada a ver com a questão verdadeira. Ou pode parar inteiramente de procurar o sexo para não enfrentar a possibilidade de rejeição. Você pode mesmo começar a fugir de qualquer demonstração de afeto. E, naturalmente, pode ficar tentado a procurar sexo em alguma outra parte.

Em geral, acredito que um homem superpotente deve fazer tudo ao seu alcance para satisfazer suas necessidades sexuais. Naturalmente, o ideal de todo homem é que sua parceira responda com entusiasmo cada vez e todas as vezes que ele quiser. Mas na realidade, a lisonja, os agrados e todas as formas de sedução podem ser empregadas, e mesmo algumas formas sutis de suborno (joalherias e floriculturas podem confirmar isso). Ninguém deve ser rebaixado à verdadeira mendicância, embora eu tenha um número surpreendentemente grande de pacientes que não estão longe de se submeterem à súplica. Se puder ser feito com senso de humor, até isso pode ser justificável. Homens superpotentes são pragmáticos: eles fazem o que é preciso para conseguir o que querem.

Mas a melhor abordagem é a comunicação honesta. Meu conselho é: quebre a barreira do silêncio. Fale aberta e honestamente sobre suas necessidades e as discrepâncias em seus níveis de desejo. Eduque sua parceira. Ela pode não perceber o quanto você se sente frustrado. Ela pode não compreender o quanto é degradante receber um não. Ela pode estar perfeitamente desejosa de agradá-lo, e de mudar o comportamento de forma a permitir que você possa realizar-se sexualmente. Mas você também deve estar preparado para ouvir o ponto de vista dela, compreender suas necessidades e negociar um acordo que possa fazer com que ambos fiquem felizes. Você próprio pode ter que mudar algumas coisas, como fazer sexo em horas diferentes ou iniciá-lo de novas maneiras. Seja lá o que for preciso, se duas pessoas dão importância em satisfazer as necessidades uma da outra, elas podem normalmente superar diferenças nos níveis de desejo. Se seus esforços falharem, então é hora de procurar um terapeuta.

P. Por que eu pareço ter mais poder do pênis no verão?

R. No que se refere à superpotência, quente é melhor do que frio. É por isso que os casais costumam passar a lua-de-mel no Havaí e não no Alasca. Não se trata somente da sedutora ambientação de flores tropicais, do ar perfumado e das dançarinas de hula-hula, mas também dos efeitos físicos do clima. Você já notou o que acontece ao seu escroto quando você mergulha numa piscina de água fria? A pele se contrai drasticamente, o saco escrotal encolhe ao tamanho de um amendoim, e os testículos se retraem para dentro do canal inguinal. O frio causa também vasoconstrição, um estreitamento dos vasos sangüíneos. Nenhuma dessas condições são favoráveis ao poder do pênis.

Então, por que todo esse enaltecimento em torno de estações de esqui e de cabanas em montanhas gélidas? Porque, depois de um dia revigorante nas pistas de esquis, é uma sensação absolutamente tropical estar junto à lareira, ou na banheira de água quente, ou sob grossos e macios cobertores.

P. Meus orgasmos não são tão explosivos como costumavam ser, e não libero mais a mesma quantidade de sêmen. Há alguma coisa errada?

R. Ouço essa pergunta o tempo todo. Invariavelmente, os homens que a fazem estão na casa dos quarenta (se são mais velhos, invariavelmente já vêm carregando a pergunta por algum tempo). À medida que o homem envelhece, seu corpo vai produzindo cada vez menos fluido seminal, e assim o volume de sua ejaculação diminui. Isso é normal e natural. Garanto-lhe que o sentimento de prazer e satisfação que você tem em um orgasmo não tem nada a ver com o volume de sua ejaculação.

Por que seu orgasmo parece menos intenso? Bem, você ainda desfruta de seu prato favorito, mas comê-lo pela centésima vez não se compara à intensidade das primeiras vezes. Você ainda gosta de um bom baile ou concerto, mas a sensação não é absolutamente a mesma de quando você era um rapaz. Mas uma razão mais concreta para a redução da intensidade pode ser encontrada em sua mente. Tenho recebido a visita de homens que chegam ao meu consultório com enormes sorrisos na cara, dizendo que seus orgasmos têm sido muito mais intensos desde que encontraram uma nova amante. Creia-me, o reflexo da ejaculação não mudou. A diferença está totalmente em suas cabeças e em seus corações, onde os orgasmos realmente acontecem.

P. Há alguma forma de fazer com que meus orgasmos durem mais?

R. Essa é a única área em que os homens têm ciúmes das mulheres. Chame isso de inveja de Vênus. Por alguma razão, a natureza fez os seres humanos de tal maneira que as mulheres podem ter orgasmos prolongados como ondas, enquanto os dos homens são rápidos e trovejantes — com cinco a sete segundos de duração. Não seria formidável, sonham os homens, se pudéssemos fazer essa sensação extasiante durar um minuto inteiro? Ou cinco minutos? Ou uma hora? Bem, até agora ninguém descobriu um jeito de fazer isso. Temos visto formas de adiar o orgasmo, mas não de prolongá-lo. (Já me disseram que a tradição indiana do ioga tântrico contém técnicas esotéricas para estender o êxtase sexual, mas não posso confirmar isso.)

Arrisco a comprometer-me prevendo que será encontrada uma forma de fazer isso. Com o sexo sendo estudado por mais cientistas do que nunca antes, acho seguro prever que os pesquisadores conseguirão finalmente realizar o que os homens individualmente têm sido incapazes de conquistar para si mesmos. Quando esse dia chegar, será uma data histórica para os homens.

P. Os homens superpotentes se masturbam?

R. Não há nada de errado com a masturbação. É normal. Não deveria trazer nenhuma forma de vergonha ou constrangimento. Mas vejo isso como um julgamento de último recurso para o homem superpotente. Naturalmente, há momentos em que todo homem fica sozinho, sem nenhuma parceira aceitável disponível. Sob tais circunstâncias, a masturbação certamente é melhor do que nenhuma atividade sexual. Resumindo, tem lá sua graça, mas não é um substituto para a coisa real. E dadas suas conotações negativas, masturbação demais pode levar alguns homens a duvidar de si mesmos; eles não podem impedir-se de se sentir um tanto frustrados ao se verem obrigados a recorrer ao mono quando prefeririam uma sessão em estéreo.

A masturbação *mútua* é outra questão inteiramente diferente. Casais que sabem como usar suas mãos e dedos com a mestria de violinistas podem encher um quarto com música fabulosamente erótica. Assim, tudo bem deixar que seus dedos dêem o recado, mas é muito melhor se a conversa for entre duas pessoas.

P. A circuncisão afeta o poder do pênis?

R. Não há pesquisas controladas comparando o desempenho sexual de homens circuncidados *versus* homens não circuncidados. Pelo meu julgamento clínico, contudo, não há diferença. Algumas pessoas presumem que o homem circuncidado tem maior sensibilidade porque não tem pele cobrindo a glande; outras acham que o homem não circuncidado é mais sensível porque *tem* uma pele. Nenhuma das duas teorias é verdadeira. O fato é que a pele se retrai quando você tem uma ereção; assim, no estado de excitação os pênis são virtualmente os mesmos.

É aconselhável circuncidar o recém-nascido? Minha opinião como urologista é que sim. Homens não circuncidados têm possibilidade muito maior de contrair câncer peniano; na verdade, o câncer do pênis, que de qualquer forma é raro, é virtualmente desconhecido entre os homens circuncidados. Há também a questão da higiene. Se um homem não circuncidado não retrai regularmente a pele e lava-se sob ela, as secreções naturais da pele podem produzir uma substância grossa e malcheirosa. A falta de limpeza pode conduzir à irritação, à dor e mesmo à infecção. Além disso, muitas mulheres reclamam do mau cheiro que resulta de não se lavar freqüentemente e sob a pele. Assim, falando genericamente, a circuncisão continua sendo a escolha mais saudável, mas com toda probabilidade não tem efeito sobre o poder do pênis. Não recomendo a circuncisão aos meus pacientes adultos, a não ser que haja um problema médico que justifique isso, como uma irritação persistente, uma infecção, uma erupção ou a incapacidade de retrair a pele para a limpeza. Outra razão legítima pode ser o pedido da parceira sexual de um homem para que ele faça uma circuncisão.

P. Meu médico diz que devo fazer uma operação de câncer da próstata, mas tenho medo de ficar impotente. Há alguma alternativa?

R. Deixe-me contar-lhe a história de um paciente chamado Morton. Era um viúvo na casa dos sessenta anos que se casara recentemente com uma mulher de quarenta anos com uma combinação perfeita de beleza e cérebro: uma ex-*showgirl* que se tornou advogada. Morton estava no paraíso com sua nova mulher. Era como se tivesse encontrado a fonte da juventude. Então ele descobriu que estava com um tumor maligno na próstata. Dada a sua idade e a natureza e extensão do seu câncer, o tratamento com a maior probabilidade de cura estava na remoção cirúrgica da próstata. Recomendei isso e disse a Morton a verdade, que poderíamos estar razoavelmente seguros de curar seu câncer, mas, apesar do emprego da técnica de preservação dos nervos, não podíamos garantir 100 por cento que sua capacidade de ter ereções satisfatórias seria preservada. Resumindo, era uma escolha entre arriscar que o câncer se alastrasse ou arriscar sua potência.

Morton estava tão apavorado ante o pensamento de perder sua vida sexual que insistiu num tratamento alternativo. Em lugar da prostatectomia radical de preservação do nervo, ele optou por um processo menos eficaz, porque garantia não haver perda do poder do pênis. Eu literalmente implorei para que ele seguisse meu conselho. Ele recusou.

Cinco anos depois soube que Morton estava morrendo de câncer. A doença que começara em sua próstata havia-se alastrado amplamente. Morton era um homem brilhante e de sucesso, com a reputação de saber tomar decisões sábias. Mas ele literalmente sacrificou a vida pensando com o pênis em lugar da cabeça, trocando um promissor tratamento de câncer por um pênis duro temporário.

Se você tiver de enfrentar uma decisão como a de Morton, dê atenção ao seu urologista. Ele tem uma grande experiência clínica e anos de treinamento, o que o habilita a avaliar todas as alternativas. Peça-lhe que exponha exatamente qual é seu estado e quais os benefícios e os riscos que envolvem *cada* tratamento alternativo. Busque uma segunda opinião, ou mesmo uma terceira e uma quarta se necessário, mas não entregue a vida como refém para o sexo. Se esses nervos vitais devem ser comprometidos numa cirurgia para assegurar a completa ablação do câncer, você pode ainda ser ajudado por um implante peniano ou uma medicação injetável. Como cirurgião, minha primeira obrigação é curar seu câncer. Farei o que puder e o que não puder para preservar seu poder do pênis, mas não com o risco de encurtar sua vida.

P. O que posso fazer para ajudar meu filho a ser um homem superpotente?

R. Você é o principal modelo do papel do pênis para seu filho. A menor mensagem partida de você — um sinal com a cabeça, um resmungo, um meneio de ombros, uma observação casual — fica gravada na memória dele de forma mais profunda e indelével do que qualquer outra informação que ele recolha numa aula de educação sexual ou no pátio da escola. Dê-lhe um exemplo bom e responsável com uma atitude superpotente. Um pai que mantém seus genitais sob segredo o tempo todo, ou nunca menciona a palavra pênis, ou evita as perguntas do filho sobre isso, estará criando um ser preocupado e provavelmente inseguro de si mesmo. Por outro lado, se você tem orgulho de seu pênis, seu filho captará isso como exemplo, sem que tenha que fazer muita coisa para isso.

Você pode reforçar seu bom exemplo sendo franco e honesto sobre assuntos do pênis sem fazer um carnaval disso. Trate o pênis como um fato da vida, não como algo sujo para ser escondido por trás de um fecho ecler ou algo de grande mistério sobre o que não se pode falar em público. Assegure-se de que você é a principal fonte de informação dele. Os garotos são extremamente curiosos sobre seus pênis. Se eles reprimem sua curiosidade porque seus pais evitam o assunto, crescerão na ignorância ou vão obter sua educação do pênis da forma errada, de seus colegas. Não faça rodeios nem se esconda atrás de eufemismos engraçadinhos. Seja franco com seu filho, mas seja também natural e espontâneo.

Deixe-me dar-lhe um exemplo. Quando meu filho tinha nove anos, perguntou-me: "Quando meu pênis vai ficar tão grande quanto o seu?" Eu disse: "Ponha sua mão em cima da minha. Quando seus dedos ficarem tão grandes quanto os meus, o que vai acontecer mais cedo ou mais tarde, aí o seu pênis será tão grande quanto o meu." Naturalmente, eu sabia perfeitamente bem que o pênis é especial (meu filho não se preocupou em perguntar quando suas mãos seriam tão grandes quanto as minhas), mas tratei disso como um fato simples da vida, da mesma forma que as mãos ou os pés. Naturalmente, o simples fato de que um filho possa fazer essa pergunta sugere que ele cresceu num ambiente de mentalidade aberta e teve oportunidade de ficar nu com o pai.

Enquanto seu filho está crescendo, certifique-se de que ele compreende assuntos relacionados ao pênis em nível compatível com sua idade. Deixe-o saber que está ali para esclarecer o que ele quiser saber sobre o pênis. Quando chegam à puberdade ou à adolescência, *todos* os garotos ficam pensando se seu órgão é normal. Faça-o saber que o pênis dele é uma jóia, um apêndice milagroso e proporcionador de prazer que deve ser admirado. Sobretudo, encontre formas de reforçar a confiança dele em seu pênis. Deixe-me dar-lhe um exemplo simples de minha própria vida. Quando eu tinha uns catorze anos, estava preocupado em ser mais baixo do que muitas garotas na escola. Uma vez voltei para casa de uma festinha sentindo-me horrível. Disse ao meu pai: "Sou muito popular, sou um bom dançarino, mas metade das garotas é maior do que eu e fico sem jeito de dançar com elas." Meu pai respondeu com um grande sorriso que me fez saber que estava tudo bem. Então, ele disse: "Sabe, filho, todas as garotas são do mesmo tamanho quando estão deitadas."

Foi uma rápida conversinha de homem para homem, mas teve um grande impacto em mim. De uma forma sutil, ela inculcou em mim a confiança para me aproximar de *qualquer* garota. (Mais tarde, a propósito, aprendi que meu pai estava certo anatomicamente: há uma diferença relativamente pequena entre as pessoas se você mede do osso púbico ao pescoço; é principalmente o comprimento das pernas que cria as diferenças de altura. Assim, quando você está na horizontal para propósitos sexuais a altura se torna irrelevante.)

Uma advertência: a franqueza sexual não implica intromissão na vida de seu filho. Os adolescentes precisam de privacidade. Se você é intrometido demais e aberto *demais*, pode intimidar seu filho. Você não precisa pressioná-lo. Alguns pais acham que estão transmitindo atitudes sexuais positivas compartilhando revistas ou filmes de sexo ao se referirem às próprias proezas. Não frustre seu propósito criando padrões que deixem seu filho apreensivo e incerto quanto a si mesmo. Ele deve pegar a mensagem de que ele e o pênis dele estão muito bem exatamente da forma que são.

Transmita a ele essa mensagem de qualquer forma possível. A superpotência é uma questão de atitude do pênis, e atitude do pênis é um reflexo direto da auto-imagem. Faça qualquer coisa ao seu alcance para criar seu filho saudavelmente e com auto-estima. Deixe-o saber que ele é amado incondicionalmente e apreciado pelo que é, sem relação com seu desempenho na escola, nos esportes ou com as garotas. Ensine-o a julgar a si mesmo por seus próprios padrões, não pelos seus ou de mais alguém.

P. As doenças sexualmente transmissíveis podem prejudicar o poder do pênis?

R. Vamos deixar de lado por um momento o que deve ser sua preocupação principal — a Aids — e falar sobre doenças sexualmente transmissíveis, que deixaram de ser o centro das atenções, mas ainda estão bastante disseminadas entre nós. Somente no condado de Los Angeles, por exemplo, registraram-se recentemente aumentos de 57 por cento na sífilis primária e secundária, 108 por cento em sífilis latente, 55 por cento na gonorréia resistente à penicilina e 149 por cento em cancro mole. Os Estados Unidos como um todo continuam a ter alta incidência de herpes genital e clamidemia. A boa notícia é que quando essas doenças são diagnosticadas corretamente elas podem ser tratadas, e uma vez que os sintomas desaparecem elas não costumam ter efeitos nocivos sobre o poder do pênis. Vamos descrever as várias doenças venéreas.

A sífilis normalmente começa com uma simples ferida no pênis. Se diagnosticada cedo e tratada com antibióticos apropriados, as feridas desaparecem. Entretanto, se o diagnóstico inicial é falho, a infecção pode persistir sem sintomas, e isso pode desenvolver-se em sífilis *secundária*, caracterizada por feridas abertas dolorosas e altamente contagiosas. Eventualmente, a sífilis não tratada pode infectar o sistema nervoso central, causando paralisia, insanidade, cegueira ou morte. Hoje em dia isso raramente acontece.

Muito mais vista em meu consultório é a gonorréia, também conhecida como blenorragia. O paciente normalmente chega com um corrimento amarelado do pênis. Se não é logo tratada, a infecção pode envolver outras áreas do trato urinário, inclusive a uretra e a próstata, causando incômodos estreitamentos e penosas irritações. Normalmente, a gonorréia pode ser curada com antibióticos orais ou injetáveis.

Ainda mais comum é o herpes genital. Somente nos Estados Unidos, nada menos que vinte milhões de pessoas estão infectadas pelo vírus. Ele pode permanecer latente por longos períodos de tempo somente para manifestar-se em lesões como bolhas no pênis, especialmente durante períodos de estresse, exaustão ou doença. Os sintomas podem incluir também febre, dor de cabeça, ardência ao urinar e corrimento. Quando as *bolhas* surgem, a infecção é altamente contagiosa. Contudo, para um homem saudável (ou seja, sem deficiência de imunização), as *bolhas* do herpes são virtualmente inócuas, embora possam ser incômodas. Podem ser tratadas com ungüentos tópicos ou por medicação oral, e normalmente somem completamente em cinco a sete dias. O herpes *não* é o flagelo da década de 1990. É uma aflição menor para um homem sexualmente ativo, não mais virulenta do que o herpes nos lábios, e as pessoas não devem ficar em pânico com isso. Embora o herpes não seja curável ou mesmo evitável, em quase todos os casos não passa de um aborrecimento transitório, embora muitas vezes irritante — em homens saudáveis e mulheres cujos sistemas imunológicos estão intactos. A analogia é a chamada ferida fria ou bolha labial — talvez um tanto repugnante por um dia ou dois, mas totalmente inofensiva. O mesmo se aplica ao herpes genital em virtualmente todos os homens e mulheres saudáveis.

A clamidíase, ou linfogranuloma venéreo, é uma das doenças venéreas mais comuns nos Estados Unidos; alguns ginecologistas dizem que é uma das principais causas de infertilidade nas mulheres. O microrganismo clamídia é responsável por cerca de 40 por cento de todas as infecções vaginais persistentes que não respondem a tratamentos tradicionais e pode causar uretrite não específica, uma inflamação da uretra dos homens. Muitas vezes não há sintomas, mas a infecção pode ser transmitida. Quando se desenvolvem sintomas, eles podem incluir um corrimento aquoso, testículos inchados e coceira e ardência ao urinar. Uma vez detectada, a clamidíase pode ser tratada eficazmente com antibióticos.

Tenho visto alguns homens com vírus de papiloma humano, que causa verrugas com a aparência de minúsculas couves-flores nos genitais. As verrugas não só são repugnantes (inibindo assim a expressão do poder do pênis), como o vírus é altamente contagioso. As verrugas são removíveis com uma medicação tópica, mas evoluções persistentes podem exigir eletrocauterização, congelamento por nitrogênio líquido ou ablação a *laser*.

Com relação ao poder do pênis, as infecções genitais podem definitivamente prejudicar sua vida. Elas podem não somente causar dor ou irritação, mas também nenhum homem responsável se disporá a fazer sexo com risco de infectar a parceira. Isso pode causar até mesmo a perda temporária da libido e reduzida capacidade de conseguir uma ereção. Contudo, com a medicação apropriada esses problemas são de vida curta; virtualmente todas as infecções comuns sexualmente transmissíveis, com a notável exceção da Aids, podem ser completamente curadas ou são autolimitadas.

A Aids, naturalmente, é uma outra história. O vírus HIV que causa a Aids é encontrado em fluidos corporais e atacam as células do sistema imunológico, deixando o corpo tão vulnerável a bactérias, vírus e parasitos, que o resultado invariavelmente é a morte. Até agora não se conhece cura para a Aids.

Embora os dois grupos de maior risco continuem a ser os homens homossexuais e os usuários de drogas intravenosas, a incidência entre os heterossexuais está aumentando. Enquanto os heterossexuais enfrentam um maior risco estatístico em razão de embriaguez ao volante e de não usar cinto de segurança, não cometa o erro de subestimar o perigo. Como o jogador de basquete Magic Johnson demonstrou com seu dramático anúncio em 1991 de que estava com Aids, a época não é propícia para sexo casual com estranhos. Homens superpotentes que não têm longos relacionamentos têm que se ajustar à nova realidade. Ao fazer sexo com uma mulher, você está, em certo sentido, dormindo com todos com quem ela esteve nos últimos dez anos.

Quanto a isso, o Centro para Controle de Doenças de Atlanta recomendou que os heterossexuais se protejam tendo relações sexuais somente com parceiros de baixo risco. Infelizmente, torna-se cada vez mais difícil separar parceiros de alto risco dos de baixo risco, à medida que a epidemia da Aids se alastra numa velocidade assustadora. O estado de HIV positivo, antes raro na comunidade heterossexual, agora tem uma taxa de penetração entre os não homossexuais que quase se iguala à dos *gays*. Atualmente, a taxa de novas infecções com Aids é mais alta entre adolescentes heterossexuais (que têm múltiplas parceiras sexuais) e mais baixa entre brancos homossexuais.

A taxa de novas infecções está crescendo também dramaticamente entre os negros homossexuais, nas populações das prisões e entre aqueles que têm contato com seringas contaminadas, assim como em todos os grupos minoritários heterossexuais, particularmente negros e hispânicos. As linhas de demarcação da Aids estão cada vez mais difíceis de serem definidas. Por exemplo, uma mulher, mesmo não sendo ela própria uma usuária de drogas injetáveis, pode ser infectada com o vírus HIV por um parceiro sexual viciado. Ela pode então, por seu turno, transmitir o vírus a seus parceiros sexuais subseqüentes, que por sua vez transmitem para suas parceiras e assim por diante... não tanto quanto o chamado efeito dominó, mas próximo ao efeito de uma fissão atômica. E é exatamente isso o que está acontecendo!

Quando escolher um parceiro sexual, lembre-se que as condições moldadas nele/nela por suas experiências sexuais anteriores serão permanentemente tatuadas em você. Claramente, essas culturas ou subculturas que encorajam a multiplicidade de parceiros sexuais (os jovens nas saunas das grandes cidades, ou os adolescentes em sua explosão sexual) facilitam grandemente a disseminação do HIV. As ligações anais-orais têm sido tradicionalmente apontadas como as rotas primárias da disseminação (excluindo-se seringas contaminadas e produtos de sangue), mas a felação por si mesma também pode transmitir o HIV. O vírus mortal, na verdade, pode achar um jeito de entrar em sua corrente sangüínea por qualquer ruptura ou fissura mínima, seja em sua pele ou nas membranas mucosas que revestem qualquer cavidade do corpo.

Estar bem-informado é estar armado na guerra contra a Aids. Como a Aids não tem cura, sua única defesa está no extremo cuidado tanto na escolha do seu parceiro ou parceira sexual quanto de suas práticas sexuais. Quando em dúvida, seja quanto a um parceiro ou uma parceira em potencial ou uma prática sexual, você deve simplesmente dizer não. Não basta saber se seu parceiro ou parceira passou num teste de Aids; o vírus pode ser transmitido antes que seja detectável num teste. Além disso, você deve dar ouvidos ao conselho usual quanto a usar camisinhas e evitar o intercurso anal. Sei muito bem que as camisinhas podem não fazer seu estilo (alguns pacientes comparam isso com tomar um banho de chuveiro calçado de meias). Sei que é muito mais gostoso sem elas. Mas sua vida está em jogo. Você pode adorar sexo mesmo com látex. Se você joga dentro das novas regras, pode ainda exercitar seu poder do pênis para alegria do seu coração. Só que precisa fazer isso com discernimento, precaução e atenção.

P. O que posso fazer para evitar problemas médicos nos meus órgãos sexuais?

R. Infelizmente, os órgãos genitais e relacionados são negligenciados pelos médicos em geral. Muitos *checkups* não incluem nem mesmo um corriqueiro exame da área, talvez porque os médicos acham embaraçoso ou de mau gosto tocar nos genitais de um homem ou examinar a próstata pelo reto. Na maioria dos casos eles nem mesmo fazem perguntas sobre a vida sexual do paciente, o que poderia fornecer indicações sobre distúrbios físicos.

O problema urológico mais comum é de longe a dilatação da próstata. Por isso, os homens acima dos quarenta anos devem insistir num exame digital da próstata quando fizerem um exame geral. Sei que isso pode ser desconfortável ou embaraçoso, mas é um preço pequeno a se pagar para detectar os primeiros sinais de aviso sobre complicações. Além disso, se você experimenta algum dos sintomas que se seguem, deve fazer uma consulta urológica:

- jato de urina fraco ou interrompido.
- dificuldade de começar a urinar.
- necessidade de urinar freqüentemente, especialmente à noite.
- sangue na urina.

- escoamento depois que pensa já ter esvaziado completamente a bexiga.
- dor ou ardência ao urinar (disúria).
- dor persistente na parte baixa das costas, na pélvis ou no baixo abdome.

Conscientize-se de que hoje conhecemos muitos testes sofisticados e não invasivos para diagnosticar doenças da próstata. Por exemplo, a sonda transretal ultra-sônica, que é apenas tão incômoda quanto um termômetro retal, revolucionou a diagnose. Utilizando ondas sonoras, como o sonar de um submarino, ela nos possibilita determinar o peso e o volume da próstata e visualizar sua estrutura interna. Podem-se guardar no fichário do paciente fotos para fins de comparação nos exames subseqüentes. E isso nos alerta de anormalidades que podem ser sinais de doenças da próstata, inclusive câncer.

Houve também outra revolução, talvez ainda mais importante, nos diagnósticos precoces de câncer da próstata. Chamado de teste sangüíneo do antígeno específico da próstata, ou ASP, esse é para os homens o que o exame vaginal e o mamograma são para as mulheres: uma forma rotineira e indolor de detectar o câncer a tempo de tratá-lo com eficácia. O corpo produz um antígeno específico em resposta ao câncer da próstata. O ASP nos diz se o antígeno está presente em níveis anormais. Se isso ocorre, usamos a tecnologia do ultra-som para localizar o foco do tumor, e então fazemos uma biópsia precisa da área suspeita, tudo em cerca de um minuto, sem fazer qualquer incisão na pele. Recomendo enfaticamente uma determinação de ASP como parte de uma rotina anual para homens acima dos cinqüenta anos, embora não seja má idéia começar aos quarenta.

As novas tecnologias também nos permitem detectar vários tumores na bexiga ou nos testículos, assim como qualquer obstrução do fluxo urinário. Devo destacar que o tratamento de câncer testicular tem avançado muito. Há apenas dez anos, 90 por cento dos pacientes com certos tipos de câncer testicular estavam condenados a morrer dentro de cinco anos; hoje em dia, mais de 95 por cento são curáveis.

Diferente do câncer da próstata, o câncer testicular ocorre principalmente em homens com menos de quarenta anos. Entretanto, independentemente de idade, sugiro enfaticamente que você auto-examine seus testículos de tempos em tempos, apalpando-os em busca de caroços suspeitos. A melhor hora para esse auto-exame é durante um banho morno, quando o escroto está relaxado. Seus testículos devem ter a textura semelhante à de ovos bem cozidos sem a casca; lisos e destituídos de caroços. Qualquer caroço, mesmo indolor, deve ser informado ao seu médico imediatamente, seja se você o sentir durante um auto-exame, seja se sua amante o notar durante as carícias, como tem acontecido com muitos de meus pacientes. (Incidentalmente, se você notar que um dos seus testículos é menor que o outro, não se assuste. Um testículo é *sempre* de tamanho diferente do outro. É a forma da natureza assegurar-se de que essas duas fontes de vida não colidirão uma com a outra).

Com relação à prevenção de problemas da próstata, tenho outra sugestão, além de fazer exames regulares: *faça sexo tanto quanto puder*. Como todos os órgãos, a próstata se beneficia dos exercícios, e o melhor exercício que pode haver é a ejaculação. Quando você ejacula, os músculos perineais se contraem violentamente. Isso proporciona uma excelente massagem para a próstata, o que deve ajudar a manter seus dutos abertos e impedir que os fluidos se tornem estagnados.

Finalmente, se você alguma vez experimentar um *repentino* ataque de fraqueza do pênis, veja seu médico imediatamente. Procure escolher um que compreenda que seus órgãos sexuais não são simplesmente máquinas que realizam tarefas biológicas, mas são também agentes psicológicos e espirituais destinados a proporcionar prazer a você. Assegure-se de que seu médico é alguém com quem você se sente confortável compartilhando detalhes íntimos de sua vida.

Será que você precisa procurar um terapeuta ou um psiquiatra? Em minha opinião, você deve primeiro eliminar todas as possíveis causas *físicas* para suas preocupações relativas à fraqueza do pênis. Se fizer isso e ainda continuar desejando ajuda, seu urologista deve estar apto a encaminhá-lo a um profissional apropriado.

12.

Uma Palavra às Sábias Mulheres

O caminho para o coração de um homem pode passar por seu estômago, mas o caminho para a sua alma passa pelo pênis. Essa é a mensagem que desejo passar a todas as mulheres. Se dependesse de mim, toda mulher seria uma especialista em pênis, uma enciclopédia ambulante do conhecimento do pênis, uma feiticeira em realçar o poder do pênis. Meu conselho é este: ajude seu homem a se tornar superpotente. Aprenda tudo o que puder sobre o pênis — como ele funciona, por que funciona, quando funciona, onde funciona. Descubra aquilo de que o pênis precisa, do que ele gosta, o que o excita, o que o faz subir e agir. Trate bem do pênis dele.

Digo isso sem qualquer hesitação, sabendo muito bem que alguma mulher deverá achar isso retrógrado ou machista. Asseguro-lhe que minha mensagem está longe disso. Sou completamente a favor da igualdade — em casa, no trabalho e na cama. Sou a favor de que toda mulher satisfaça a si mesma de qualquer maneira possível. Não estou sugerindo que você se torne uma escrava do sexo, uma boboca ou uma prostituta. Não estou defendendo que você se torne subserviente ou submissa a alguma forma de abuso ou degradação. Estou aconselhando que você faça da satisfação sexual de seu homem uma alta prioridade *para suas próprias razões egoísticas*. Faça-o feliz e ele fará *você* feliz. Dê a ele e você poderá esperar ter o que quer *dele. Quid pro quo* — uma coisa pela outra. É um simples fato da vida, um princípio básico da interação humana: fazemos coisas para agradar outras pessoas porque queremos que elas nos tratem bem. E a regra de ouro nunca é mais poderosa do que quando aplicada ao pênis. Faça para ele e ele fará para você.

Isso funciona dos dois lados, claro; também recomendo aos homens que aprendam a como satisfazer suas mulheres. Mas as mulheres compreendem melhor o princípio; elas o captam instintivamente, creio. Centenas de mulheres já me chamaram de lado, no consultório ou em reuniões sociais, para perguntar o que poderiam fazer para aumentar o poder do pênis de seus parceiros. Elas podem não usar essas palavras exatas, podem gaguejar, fazer rodeios e invocar cada eufemismo em que possam pensar, mas a mensagem é essa — não porque, é bom dizer, elas sejam tomadas por uma generosidade desprendida, mas por estarem interessadas em sua própria satisfação. Nunca encontrei uma mulher que não desejasse um homem superpotente.

TUDO COMEÇA COM A COMUNICAÇÃO

Quando recebo um paciente que reclama de outro médico, invariavelmente a queixa é: "Ele não se comunica comigo." Estou certo de que os conselheiros matrimoniais e os terapeutas sexuais ouvem a mesma coisa o tempo todo. É impossível enfatizar o bastante a importância da comunicação. Se o homem de sua vida não deixa você saber do que ele gosta em matéria de sexo, há basicamente três coisas que você pode fazer: esquecer o assunto, experimentar ou perguntar. Não recomendo a primeira alternativa; aprender o que o excita e proporcionar-lhe isso é a melhor maneira de melhorar o poder do pênis dele. Você pode experimentar, tentando diferentes coisas para ver o que funciona e o que não funciona, mas se seu homem não é do tipo comunicativo, as respostas podem não ser óbvias. Assim, experimente o que seu coração mandar e acrescente a variedade de sua experiência, mas recomendo francamente que você também converse com ele sobre as necessidades, os desejos e as fantasias dele. Deixe-o saber que você se preocupa o bastante para perguntar. Deixe-o saber que você quer satisfazê-lo.

Alguns homens não se sentem à vontade para falar francamente sobre sexo. Se esse é o caso, seja paciente. Recolha qualquer informação que puder e espere pela próxima oportunidade. Você pode também usar um livro ou um artigo de revista como ponto de partida: "Li que alguns homens gostam..." E, naturalmente, você pode aprender bastante enquanto faz amor. Não há nada de errado em perguntar: "Você gosta disso?", ou: "Você gostaria que eu...?", ou: "Isso estava bom?" Ele só precisa grunhir uma resposta e você recolherá uma informação importante.

Naturalmente, a comunicação tem duas direções. Você precisa tornar-se segura de que *ele* sabe do que *você* gosta e do que não gosta, porque essa informação vai aumentar o poder do pênis dele. Claro que você não espera que ele leia sua mente; assim, converse com ele abertamente. Mas não se furte de exercer todas as suas habilidades diplomáticas.

Os homens têm um ego bastante delicado, particularmente quando se refere ao seu pênis. Se você quer que seu homem aumente suas habilidades de amante, use o reforço positivo tanto quanto possível. Tente evitar dizer alguma coisa que possa ser tomada como reprovação, principalmente quando estiverem fazendo amor. Se você quer corrigi-lo ou mudar o comportamento dele, fará isso com delicadeza e compaixão, assim como o faria com uma criança. Fazê-lo sentir-se consciente provavelmente só conseguirá *diminuir* o poder do pênis dele, quando seu objetivo é tentar aumentá-lo. Seja honesta e direta, mas concentre-se no que você *gostaria* que ele fizesse e não no que ele está fazendo errado. Se você não gosta de algumas das técnicas dele, em vez de falar com ele cruamente, tente transmitir-lhe o que você *preferiria* que ele fizesse. Em outras palavras, em vez de dizer: "Não suporto quando você faz isso ao meu seio", diga: "Eu gostaria muito se você fizesse assim e assim."

Mesmo as questões mais delicadas como ejaculação precoce podem ser tratadas dessa maneira. Em vez de dizer: "Acho que você está tendo um problema", ou: "Será que você não consegue controlar-se?", para conseguir melhor resultado você pode usar essas palavras: "Fazer amor é tão bom. Não seria ótimo se pudesse durar mais tempo ainda? Vamos experimentar isso juntos." A diferença é óbvia. As primeiras formas de expressão sugerem que ele está agindo errado, enquanto a última diz que está tudo bem com ele, que você o ama e quer que tudo entre vocês fique ainda melhor. Mesmo se achar que está brincando ou apontando um problema inocentemente, o frágil ego do pênis dele pode tomar isso como reprovação. Se você disser alguma coisa que o faça ficar na defensiva, isso certamente vai aumentar a insegurança dele. E você sabe aonde isso leva.

Além disso, não seja superexigente. Nada é mais intimidador para um homem do que uma mulher que faz exigências surrealistas ao pênis ou faz ultimatos. Se você disser, ou mesmo deixar implícito: "Você aí: ao trabalho!", o homem superpotente pode mostrar-se à altura da ocasião. Mas o mais provável é que você nunca mais ouvirá falar de um homem se ele entendeu a mensagem dessa maneira, ou se ficou tão nervoso que teve uma falha de pênis.

Quando seu homem faz algo de que você gosta, ou se ele demonstra algum sinal de tentar atender aos seus desejos, dê-lhe um imediato reforço positivo. Faça-o saber que você gosta daquilo. Faça-o saber que ele está no caminho certo. Faça-o saber que você aprecia o esforço. Mesmo se você tiver que exagerar, faça com que a mensagem seja percebida. O menor sinal de prazer de sua mulher fará qualquer homem sentir-se com um palmo a mais de altura. Isso reforçará a confiança dele, o que por sua vez vai impulsionar seu poder do pênis. Você pode achar que isso significa tratar um homem adulto como se fosse uma criança. Bem, em certo sentido, é isso mesmo. Um homem com uma ereção parece-se mais com uma criança que com um adulto. Além disso, se no fim das contas isso o faz ficar um homem superpotente, o que há de errado com um pouco de psicologia infantil?

QUEIXAS COMUNS

Além dos problemas óbvios — "Ele perde suas ereções nos piores momentos", "Ele ejacula prematuramente" — que já foram bastante discutidos em outras partes desse livro, há inúmeras queixas que ouço das mulheres repetidamente. Eis as dez mais:

1. "Ele quer fazer sexo quando não estou disposta." Tipicamente, os homens querem sexo com mais freqüência do que as mulheres, e muitos esperam que suas mulheres garantam a entrega rápida. Concordo até certo ponto. Partindo-se do princípio de que o relacionamento dela está funcionando bem em todos os outros níveis, uma mulher esperta fará qualquer coisa que puder — desde que não ponha em risco sua saúde — para possibilitar que seu homem exerça seu poder do pênis. Naturalmente, há ocasiões em que é apropriado dizer não, e somente um homem das cavernas não compreenderia isso. Da mesma forma, há ocasiões em que é apropriado dizer sim, mesmo se você preferisse fazer alguma outra coisa. Num bom relacionamento o compromisso é crucial, tanto em sexo quanto em outros assuntos. Se ele está querendo aproveitar-se em assuntos que envolvem você, por que considerar isso como machismo ou exploração, se você se aproveita sexualmente de tempos em tempos?

Todo casal tem que formular suas próprias regras básicas. Mas em geral minha opinião é: uma mulher que quer um homem feliz e saudável tentará estar ali para ele a qualquer hora e em qualquer lugar em que ele a quiser. No final das contas, quem mais se beneficiará de sua generosidade será você mesma.

2. "Às vezes ele me rejeita quando eu estou querendo." Pela minha experiência, a maioria dos homens considera uma mulher sexualmente agressiva um grande tesão. Eles adoram que a mu-

lher dê início ao sexo. Eles adoram ser seduzidos. Mas também é verdade que os homens podem sentir-se ameaçados por uma mulher *abertamente* agressiva. Assim, você tem que descobrir o ponto certo de equilíbrio: deixe-o saber que você o quer, mas não vá tão forte a ponto de fazê-lo sentir-se intimidado.

Naturalmente, alguns homens *detestam* mulheres que dão início ao sexo. Os mais conservadores sentem dessa maneira por razões ideológicas: eles acham que é papel do homem fazer com que as coisas sigam seu curso. Outros simplesmente interpretam as insinuações de uma mulher como imposições. Experimente todas as armas do seu arsenal, e se ele continuar a ser um amante relutante, isso pode ser um sinal de profundos problemas no relacionamento.

Claro que a hesitação dele pode ser devido a alguma coisa não relacionada ao seu poder de sedução ou seu relacionamento. Ele pode estar muito ocupado, por exemplo, ou estressado por excesso de trabalho. Muitas vezes ouço essas queixas de esposas de homens que estão sempre ocupados. Minha resposta é de que nenhum homem deve estar ocupado demais para não fazer amor com sua mulher. Sugiro-lhes fazer o que os colegas de trabalho dele fazem quando querem sua atenção: marcar uma reunião. Diga-lhe que você quer deixar marcada uma hora certa para que vocês se dediquem inteiramente a fazer amor. Reserve um quarto num motel próximo ao escritório dele, se for preciso. Que grande maneira de reacender o romance!

3. "Ele parece um homem de negócios quando fazemos amor!" Isso normalmente é dito quando um homem com um pênis duro chega a tal ponto de excitação que perde não só a razão como o senso de humor e as cordas vocais, assim como qualquer toque de sutileza. O instinto animal assume o controle. Tudo o que importa é ejacular num buraco quentinho. Desapareceram as brincadeiras, a paixão do amor ardente, as palavras doces, a graça e o charme. De repente ele fica mudo, selvagem e rude.

Bem, se você está buscando a elegância de Cary Grant ou a suavidade de Fred Astaire, pode ter que reformular suas expectativas. Se você quer um homem mais brincalhão, que quando está fazendo amor possa rir e divertir-se ao invés de levar aquilo tão a sério, talvez tenha que sair procurando em outro lugar. Muitos homens levam a coisa tão a sério porque estão nervosos quanto à sua *performance.* Eles temem perder o desejo ou a ereção se começarem a brincar. Você deve ter a habilidade de procurar conduzir para o terreno do riso tomando a iniciativa e fazendo-o sentir-se tão à vontade quanto possível. Quanto a ele sussurrar no seu ouvido e dizer-lhe que a ama, se você faz isso primeiro e ele não consegue retribuir o sentimento, tenha uma conversinha com ele — *depois* de fazer amor. Ensinar paixão é difícil, mas um homem satisfeito pode estar disposto a reexaminar seus modos.

De uma maneira geral, as mulheres muitas vezes devem aceitar o fato de que os homens podem estar muito compenetrados depois que se excitam. Você deve avaliar por si mesma se a maneira pela qual seu homem a trata poderá ser modificada ou se você terá que aprender a aceitá-lo como é.

4. "Às vezes ele faz coisas que me machucam." O sexo deve proporcionar prazer mútuo, e não dor. Ouço dois tipos de queixas nesse sentido. O primeiro tem a ver com um comportamento inábil ou bruto durante o ato: ele morde os bicos dos seios dela como se fossem biscoitos, enfia os dedos na vagina dela como uma britadeira, esfrega o clitóris dela como se estivesse polindo seu automóvel. Ele pode perder a cabeça para a concupiscência e tornar-se insensível aos sentimentos da parceira. Ele pode ter adquirido alguns hábitos grosseiros quando começou a fazer sexo e ninguém jamais o alertou contra seus modos rudes. Ou pode simplesmente ser ignorante. Pode de fato achar que você *gosta* do que ele está fazendo. Pode ter conhecido sempre mulheres que *gostavam* assim. Você precisa fazer com que ele saiba que a está machucando. Mas se for possível, não fique lamurienta nem zangada. Diga-lhe gentilmente, de forma que ele não tome como crítica ou como um sinal de fracasso.

O outro tipo de dor que costuma ser relatado ocorre durante o intercurso: excessiva fricção interna (o que pode ser resolvido com um lubrificante vaginal); batidas fortes demais contra o osso púbico dela; puxando ou sacudindo o corpo dela de forma desastrada; descansando todo o peso do corpo dele num local sensível. Nesses casos, você precisa ajudá-lo a mudar seus hábitos. Uma fonte de dor, contudo, é determinada biologicamente: o pênis dele é grande demais. Como já mencionei antes, tenho ouvido muito mais pedidos para tornar o pênis de um homem menor ou mais fino do que para torná-lo mais longo ou mais grosso. Infelizmente, não há solução médica para isso. O jeito é ajustar o ângulo de penetração e a profundidade da inserção até que você descubra uma combinação que seja tanto satisfatória como confortável. Lembre-se também: não há regra que diga que um pênis tenha que penetrar até o fim.

5. "Ele quer que eu faça coisas que acho repugnantes." A menos que ele a esteja forçando a fazer alguma coisa perigosa ou dolorosa, você poderia perguntar a si mesma se não estaria sendo pudica demais.

Como mencionei antes, muitas mulheres se queixam de que seus maridos esperam que elas façam sexo oral, o que elas consideram repulsivo. Se você se inclui entre essas mulheres, não deve sentir-se envergonhada de sua relutância em tomar o pênis dele na boca. Por outro lado, você deve examinar a fonte de sua resistência; não há nada de inerentemente perigoso, sujo ou pecador quanto ao sexo oral. Muitas mulheres o acham extremamente estimulante, especialmente se estão loucamente apaixonadas pelos parceiros e gostam de lhes dar prazer.

Talvez seu problema não seja tanto o de ter um pênis na boca, mas a possibilidade de engolir sêmen. Ofereça-se para fazê-lo somente até que ele esteja prestes a ejacular. Embora alguns homens achem extremamente excitante gozar na boca da parceira, você pode dar um jeito de extrair dele um compromisso. Contudo, você precisa saber também que, medicamente falando, não é tão perigoso engolir sêmen, a menos, claro, que ele esteja infectado. O sêmen não é um resíduo como a urina. Muito pelo contrário, trata-se do fluido mais vital no corpo masculino; sem ele, a vida humana seria extinta. Também não existem efeitos colaterais produzidos pela ingestão do sêmen. Algumas mulheres ficam nauseadas com isso, mas pela minha experiência é uma reação mais psicológica do que física. Para a maioria delas, é simplesmente uma questão de gosto. Talvez um dia a ciência médica encontre meios de alterar o paladar do sêmen, tornando-o mais agradável para mulheres que têm aversão a ele.

6. "Meu marido é um sujeito do tipo 'vai ser bom, não foi?'. E tudo que ele conhece é a posição papai-e-mamãe." Eduque-o. De uma forma gentil, faça-o saber que você aprecia tanto os momentos de intimidade com ele que gostaria de saborear a experiência mediante um retardamento. Por que a urgência dele? Alguns minutos extras de brincadeiras amorosas ou de intercurso apaixonado darão a *ambos* um prazer maior. Ao mesmo tempo, conscientize-se de que há ocasiões em que todo homem age como se estivesse numa corrida para ejacular. Às vezes eles estão simplesmente dominados pela necessidade física e seus instintos assumem o controle, mesmo que sua mente esteja gritando: "Devagar!" Se essas ocorrências são exceções, e não a regra, você deve dispor-se a tolerar isso de vez em quando, mesmo significando que somente um de vocês sairá da cama satisfeito. Mas isso não significa que você deve tolerar comportamentos brutos ou descuidados.

Quanto a tentar coisas novas, se ele não tem imaginação, empreste-lhe a sua. Faça sugestões explícitas. Se isso não funcionar, tente a comunicação não verbal — pegue o touro pelos chifres e manobre criativamente até fazer-lhe uma proposta que ele não pode recusar.

7. "Meu amante não gosta que eu toque em seu pênis." Esse problema não é comum, mas é bem triste. Para uma mulher que quer expressar sua afeição acariciando a masculinidade de seu amado, pode ser terrivelmente desagradável ter suas mãos empurradas para longe. Isso ocorre com mais freqüência em relacionamentos recentes, e normalmente provém de uma dessas duas coisas: o homem está com medo de ejaculação prematura e sente que a estimulação direta pode precipitar a coisa; ou então, ele tem um medo anormal e profundamente enraizado de ser tocado. É fácil

lidar com a primeira situação, que normalmente melhora tão logo o homem se sinta seguro de sua *performance*; a segunda é mais intratável e pode exigir muito tempo e paciência. Recomendo avançar passo a passo para deixá-lo à vontade com a idéia de ser tocado. A mais longa caminhada começa pelo primeiro passo. Assim, ao invés de agarrar o pênis dele, comece por acariciá-lo com um dedo por algum tempo, ou por esfregar levemente nele a coxa ou o braço, e dê um jeito de ir mudando gradualmente até chegar à estimulação manual normal. Trate esse pênis relutante com luvas de pelica até que o medo dele se dissipe.

8. "Às vezes ele me aborrece tanto que não posso convencer-me a fazer sexo com ele, mesmo que eu esteja com muita disposição."

Para ser curto e grosso: jogue-se em cima disso. Se há uma brecha profunda e séria no relacionamento, trabalhe nisso de todas as maneiras, em particular ou com um conselheiro matrimonial. Mas se você está falando sobre as irritações normais que afligem todos os relacionamentos, não as deixe invadir o terreno do sexo. Se deixar, não só *ambos* vão acabar frustrados, mas também você estará negligenciando a melhor solução para seu problema. Lembre-se da chamada lei de Sutton: quando perguntaram ao famoso assaltante de bancos Willie Sutton por que ele assaltava bancos, ele respondeu: "Porque é lá que está o dinheiro." Bem, eu lhe digo para satisfazer o pênis de seu homem porque é lá que está a alma dele. Depois de uma boa brincadeira na cama, ele estará muito mais receptivo para ouvir suas queixas.

9. "Quando meu marido toma alguns drinques, tudo o que quer é fazer sexo, mas não gosto dele assim." Se seu homem precisa de um traguinho para baixar suas inibições ou para livrar a mente de problemas, não é uma coisa tão ruim. Infelizmente, como muitas mulheres me dizem, álcool demais pode transformar um homem amoroso num bruto rude e insensível. E pode também impedir que o pênis dele chegue até a rampa de lançamento. Como outros problemas, esse exige comunicação. Você tem que dizer a ele por que prefere fazer amor quando ele *não* bebe — e se quiser ser

compreendida, ao ter essa conversa com ele assegure-se de que ele está sóbrio.

10. "Sou mãe solteira. Como posso educar meu filho quanto ao poder do pênis?" Uma coisa que você pode fazer é proporcionar amor incondicional ao seu filho, e transmitir-lhe em cada oportunidade possível que ele é digno da própria auto-estima. Se você criou um filho saudável e autoconfiante, as chances são de que ele venha a sentir-se seguro de sua imagem do pênis. Com relação a detalhes da educação sobre o pênis de um jovem, você pode apresentar-lhe fatos tão facilmente quanto um homem o faria, mas não pode falar por sua experiência nem ser um modelo para ele. Se você tem um parente homem ou um amigo próximo que possa tomar seu filho sob sua asa, isso pode compensar em alguma medida a ausência de um pai. Na verdade, se o substituto é um homem de verdadeira superpotência, sua presença pode servir à educação do pênis de seu filho melhor do que um pai verdadeiro que não seja superpotente.

AS MULHERES ORIENTADAS PELO PÊNIS TÊM MAIS ALEGRIAS

Elas não só têm mais alegrias, têm também casamentos melhores, maridos mais leais, lares mais felizes e maior satisfação pessoal em todos os aspectos de sua vida. Asseguro-lhe que se as mulheres dedicassem tanto tempo atendendo ao pênis de seu homem quanto dedicam a seus cabelos, maquiagem e roupas, poderiam obter muito mais do que desejam e ter relacionamentos mais satisfatórios. Se você aceita a premissa de que os homens são em grande medida dominados pelos imperativos de seus pênis, e se acredita que cada parceiro tem necessidade de satisfazer às necessidades do outro, então poderá assegurar melhor sua parte na barganha, fazendo do pênis dele uma de suas maiores prioridades.

Ser orientada pelo pênis não significa vender a alma ao diabo. Isso não vai torná-la menos feminista ou menos igual aos homens de sua vida. Não exige que você sacrifique sua inteligência nem seu respeito próprio. Significa simplesmente aprender a compreender e satisfazer as necessidades do pênis de um homem e abordar essa tarefa com todo o orgulho e toda a habilidade que você dedicaria a qualquer outra. Asseguro-lhe, baseado em toda a minha experiência clínica, que você e seu homem alcançarão as recompensas com que sonharam.

13. Como se Tornar um Homem Superpotente

Todo homem pode ser superpotente. *Você* pode ser superpotente. Esse é o ponto mais importante, e este é o capítulo mais importante. Vou descrever algum dos passos práticos que você pode dar para maximizar seu poder do pênis. Mas antes devo destacar um ponto: os passos mais importantes que você pode dar são trabalhar duro para manter um bom estado físico e cultivar uma atitude positiva e feliz sobre a vida em geral. A superpotência não é nada mais do que a energia da vida expressa pelo seu poder do pênis. Homens felizes e saudáveis têm uma vida sexual feliz e saudável, e vice-versa.

Mais especificamente, você deve desenvolver em si mesmo as qualidades de um homem superpotente. Se você perseguir isso com o maior empenho possível, tornará mais eficazes todas as outras maneiras de aumentar o poder do pênis.

EDUQUE A SI MESMO

Gostaria de enfatizar o quanto me surpreendo constantemente com a ignorância dos homens com relação a sexo e às mulheres. Tenho conhecido homens viajados, de experiências abrangedoras e excelente educação, mas que não conhecem os itens mais básicos sobre a sexualidade das mulheres em geral ou de suas própria parceiras. Eles não distinguem um clitóris de uma cutícula. Não porque não se interessem por sexo. Pelo contrário, eles são *muito* interessados em sexo e reclamam que não conseguem entender as mulheres, mas mesmo assim não se dão ao trabalho de se educarem. Pela minha experiência, sua atitude vem de estarem muito mais interessados em sua própria satisfação do que na de suas amantes.

Essa não é uma atitude própria de um homem superpotente. Você deve importar-se muito em satisfazer as necessidades e os desejos de sua parceira, não apenas por razões de igualdade e generosidade, mas principalmente por interesse próprio. Não estou muito seguro do resto, mas em sexo você realmente colhe o que semeia. É de fato melhor dar do que receber, porque nada excita mais um pênis do que uma mulher selvagemente correspondente. Satisfaça-a e ela reagirá descobrindo formas de lhe dar prazer cada vez mais.

Todos sabemos que as mulheres são diferentes dos homens, mas cabe ao homem com poder do pênis compreender *exatamente como*. Este não é o lugar para um tratado completo sobre o assunto; há muitos livros dedicados inteiramente à sexualidade feminina. Mas gostaria de destacar um ponto a que muitos homens em meu ramo não dão a devida atenção. Por razões fisiológicas, as mulheres em geral demoram mais do que os homens para ficar excitadas. Como observou um dos meus pacientes, as mulheres são como as antigas válvulas de rádio; demoram a esquentar. Os homens são como transistores: ligam-se instantaneamente. Por essa razão, as mulheres freqüentemente reclamam que os homens menosprezam as carícias preliminares, e os homens reclamam que as mulheres querem perder tempo demais antes de entrar no assunto.

Minha opinião é que cada parceiro deve aprender a amoldarse ao outro. Se às vezes um homem está tão excitado que não tem tempo para as sutilezas das carícias preliminares, a mulher deve compreender isso. E o homem deve apreciar o desejo da mulher pelos sutis prazeres sensuais das carícias preliminares e aprender a satisfazer essa necessidade com paciência e generosidade. Se você ficar impaciente com essas carícias, pode estar perdendo alguns dos mais deliciosos prazeres da vida. Está privando-se também da enorme satisfação que resulta de dar prazer à sua parceira. Pela minha experiência, os homens que aprendem a satisfazer as necessidades de uma mulher antes do intercurso descobrem que seu poder do pênis aumenta sensivelmente.

Mais importante ainda do que compreender a sexualidade das mulheres em geral é aprender sobre sua parceira. Há uma tremenda variação entre as mulheres. Elas têm uma ampla série de gostos e desgostos. Você nunca deve esperar que a mulher com quem está preencha algum estereótipo ou uma descrição da média. É vital uma comunicação honesta entre os dois. Muitos homens não se sentem à vontade em falar de sexo com as mulheres, mesmo com aquela que conheça há anos. Mas se você quer ser um homem superpotente, quebre o gelo. Descubra o que mais agrada à sua mulher. Descubra o que ela realmente deseja, quais são as suas fantasias, o que ela quer que você faça mais ou faça menos. Uma mulher que seja aberta e honesta é uma das melhores aliadas que um pênis pode ter.

Igualmente importante é a mulher que corresponda às *suas* necessidades. É espantoso como muitos homens reclamam que suas mulheres não fazem o bastante disso ou fazem demais daquilo, enquanto eles jamais se preocuparam em discutir isso com ela. Você deve ser claro quanto às suas preferências. Comunique-se de uma forma amável, sem pressões, críticas ou ultimatos. Se ela estiver querendo agradar-lhe, isso será maravilhoso para o seu poder do pênis. Se ela não estiver querendo agradar-lhe, então você pode estar num relacionamento sexualmente incompatível, ou pode ter que descobrir algumas das razões mais profundas para a resistência dela. A menos que seus desejos não sejam voltados para o sexo perigoso, você merece tê-los satisfeitos, mas precisa estar disposto a satisfazer os de sua parceira na mesma medida.

Uma palavra final quanto a aprender sobre sexo: não exagere. Se resolver intelectualizar demais, pode criar um empecilho. Pode chafurdar-se tanto em fatos, diagramas e teorias psicológicas, que vai acabar ficando mais constrangido e inibido do que quando começou. Vai acabar pensando demais e perdendo a espontaneidade e a paixão que tornam o sexo maravilhoso. Se ficar analisando-o demais, você o paralisará. Seu pênis dirá: "Acorde-me quando acabar de pensar tanto."

BOA SAÚDE É IGUAL A PODER DO PÊNIS

O estado geral de sua mente e de seu corpo reflete-se em seu poder do pênis. Por isso, é vital para os homens superpotentes manter um alto nível de bem-estar, mental e fisicamente. Eis alguns conselhos básicos.

Entre em forma e permaneça em forma. Um bom programa de exercícios é fundamental para um bom estado sexual. Pelo simples motivo de que fazer amor exige força e energia. Todos os músculos de seus braços, pernas, costas e abdome são mobilizados; se eles ficarem flácidos, seu pênis corre o risco de ficar flácido também. Portanto, desenvolva sua força muscular com pesos, abdominais e exercícios que achar melhor. Não precisa ficar musculoso, somente forte e flexível.

Ainda mais importante: trabalhe seu bom estado cardiovascular. Uma vigorosa meia hora de exercícios aeróbicos quatro ou cinco vezes por semana é muito recomendável. A inatividade física conduz à deterioração de seu corpo como um todo, e de seu pênis em particular. Se você começa a ofegar e puxar pela respiração quando está fazendo amor, seu pênis captará a mensagem de que você precisa descansar, e é exatamente o que ele fará.

Além disso, preste atenção ao que come. Uma dieta pobre em gordura e rica em fibras é mais compatível com a superpotência. Já discutimos a importância do fluxo sangüíneo em conseguir e manter uma ereção; logo, é óbvio que a superpotência depende de artérias e veias limpas. Não as entupa com gorduras saturadas e colesterol. E se você já fez amor quando estava inchado ou constipado, sabe o quanto funciona melhor quando seu sistema digestivo não está sendo exigido demais. Assim, não se empanturre e assegure-se de consumir bastantes fibras. Um jantar requintado pode ser romântico, mas o romance murcha se você exagera numa dessas coisas: álcool em demasia (ou qualquer tóxico) pode aumentar o desejo, mas seguramente reduzirá seu poder do pênis; coma demais e você se sentirá indolente, pesado e cansado.

Outra vantagem de um estilo de vida marcado por exercícios prudentes e hábitos alimentares sensatos é o controle de peso. Vamos encarar a verdade, é muito mais fácil funcionar na cama com tranqüilidade e vigor quando você não carrega um cinto de dez quilos ou uma massa de gordura de metro e meio de diâmetro em torno da cintura. Além disso, para muitas mulheres um físico esbelto é muito mais atraente. Mas ainda mais importante é sua própria percepção de seu corpo. Se está com excesso de peso, ao olhar para seu pênis por cima de uma grande barriga pode começar a achar que ele está pequeno, porque boa parte dele está escondida por camadas de gordura. E isso, por sua vez, o levará a *pensar* pequeno quanto ao seu poder do pênis.

Em geral, tenho constatado que os homens com uma imagem pobre de seu corpo têm fraqueza do pênis em algum grau, enquanto os homens que estão satisfeitos com seu corpo e sua aparência têm um melhor nível de superpotência. E, acredite se quiser, homens com uma imagem positiva do corpo não são necessariamente adônis. Na verdade, alguns homens de boa aparência e boa constituição física fazem uma imagem de seu corpo *pior* do que os sujeitos com um corpo comum. Tudo está em como você vê a si mesmo. Alguns homens são tão inseguros e vaidosos, que se não vêem um Mel Gibson quando se olham no espelho, detestam seu corpo. Outros estão satisfeitos com o que a natureza lhes deu, enquanto permanecerem em forma razoável.

Não deixe que seu poder do pênis seja refém do culto à juventude perpetrado pela mídia. Imagens de corpos lisos e musculosos com mulheres lindas ao seu lado promovendo tudo, de desodorantes a caminhões, são prejudiciais à superpotência. Se você se sente bem quanto ao seu corpo, se sentirá bem quanto ao órgão que incorpora seu poder do pênis.

Além disso, busque a tranqüilidade. Homens superpotentes tendem a viver vidas equilibradas. Eles são energéticos, ocupados e produtivos, mas não são viciados em trabalho no sentido obsessivo da palavra. Pela minha experiência, muitos viciados em trabalho parecem estar fugindo de alguma coisa. Se eles mergulham no trabalho somente para mascarar algum profundo sentimento de insuficiência, freqüentemente desprezam bons relacionamentos com suas namoradas ou esposas. Os homens superpotentes, por outro lado, são normalmente tão *produtivos* quanto os viciados em trabalho, e trabalham tanto quanto eles, mas trabalham com *esperteza*; eles sabem quando e como relaxar, e sua capacidade de diversão é tão grande quanto sua capacidade de trabalho. Eles têm essa habilidade aparentemente misteriosa de separar as coisas em sua vida.

Além de boa saúde física, o poder do pênis requer ótima saúde mental. Já falei antes sobre a necessidade de reduzir o estresse, a tensão, a ansiedade, a depressão e outros inimigos do poder do pênis. Vale a pena repetir: o estresse vai enfraquecer você fisicamente, interferir na ação bioquímica necessária para produzir ereções, e possivelmente baixar sua auto-imagem a ponto de levá-lo a duvidar de sua masculinidade.

Numerosos estudos demonstraram que as pessoas, quando sofrem traumas importantes, como a perda de um ente querido ou um acidente, estão muito mais propensas a ter uma doença grave. Posso acrescentar sem medo de errar que elas estão também mais propensas a ter fraqueza do pênis. Tenho visto muitos pacientes sofrendo de síndrome pós-traumática, e posso afirmar que seus pênis muitas vezes se comportam exatamente como os próprios homens: ficam confusos, assustados e indefesos. Mas com meus pacientes superpotentes, os traumas não parecem ter esse impacto tão devastador. Eles parecem lidar com essas crises eficientemente, e quando elas acabam eles as deixam para trás e suas experiências estressantes rapidamente se apagam de suas mentes. Se você não aprender a agir assim, os traumas grandes e pequenos irão poluir todos os aspectos de sua vida, principalmente seu poder do pênis.

EXERCÍCIOS PARA O PODER DO PÊNIS

Há um determinado exercício que é a melhor forma de desenvolver a superpotência: fazer sexo. A prática conduz à perfeição na cama, assim como acontece nos estádios esportivos ou nas salas de concertos. Quanto mais você usa seu pênis, mais controle você tem sobre seu funcionamento, e mais aprende sobre seu uso. Como já se disse uma vez sobre votar em Chicago, faça-o cedo e faça-o constantemente.

Além disso, fazer amor é um excelente exercício para todo o seu corpo. O sexo vigoroso aumenta o volume do oxigênio aspirado em seus pulmões, acelera o funcionamento de seu coração e aumenta o volume real do sangue circulante, tudo isso beneficiando sua saúde geral. O sexo pode também ajudá-lo a moderar hábitos potencialmente perigosos. A pessoa quando está sexualmente satisfeita, sente-se tão bem consigo mesma que fica menos propensa a abusar de drogas, álcool ou alimentos não saudáveis. Finalmente, o sexo é um grande antídoto para o estresse. Se está ansioso ou preocupado, se está precisando tirar algumas coisas da cabeça e eliminar alguma tensão, pense em seu pênis como um herói num cavalo branco chegando para salvá-lo.

Assim como existem exercícios específicos para ajudá-lo a aprimorar-se nos esportes, há formas de aprimorar seu poder do pênis, mediante o fortalecimento dos músculos utilizados durante o sexo. Não faz sentido exercitar o próprio pênis porque ele é, fisicamente falando, um órgão passivo. Contudo, você *pode* exercitar outras partes do corpo que servem ao pênis em seu papel como líder da brigada sexual. Isso lhe proporcionará maior controle de seus movimentos, assim como acrescentará resistência, força e flexibilidade. Você deverá notar também um aumento de sua confiança em seu poder do pênis.

Uma sugestão é fazer exercícios de impulsos ou de pesos que utilizam os mesmos movimentos básicos — empurrar e puxar os músculos superiores dos braços e do peito. Na medida em que você suportar seu peso com os braços enquanto faz amor, esse condicionamento ajudará a evitar o cansaço; assim, seu pênis não irá pensar: "Depressa, vamos acabar logo com isso." Agachamentos, flexões de joelhos e outros exercícios para as coxas também fortalecerão indiretamente seu poder do pênis, já que esses músculos ajudam a sustentá-lo durante inúmeros atos sexuais.

Talvez Elvis Soubesse de Algum Segredo

Mais importante ainda é exercitar os músculos da área pélvica. Por motivos óbvios, se você tem controle sobre sua pélvis, seu pênis funcionará mais criativa e dinamicamente. Para conseguir isso, recomendo trabalhar os músculos do abdome e da parte baixa das costas. Alongamentos, agachamentos, erguimento das pernas e exercícios similares ajudam bastante. Mais especificamente, recomendo trabalhar a flexibilidade da própria região pélvica.

Pode parecer estranho, mas um dos mais potentes exercícios que você pode fazer é rodar um bambolê. Esse brinquedo, que esteve em moda na década de 1950, ainda existe por aí, e se você puder utilizá-lo alguns minutos por dia vai descobrir que ganhará muito mais mobilidade na pélvis. Isso aumentará seu potencial de ser superpotente, dando-lhe maior controle dos movimentos durante a relação sexual. Também aumentará a circulação para os órgãos da área pélvica. Na ausência de um bambolê, você pode passar alguns minutos por dia meneando e girando os quadris, e empurrando a pélvis para a frente e para trás como uma dançarina de sete véus. Se fizer isso com música será mais divertido, especialmente se alguma vez já teve a fantasia de ser dançarino de *strip-tease.* Sem brincadeira: isso realmente funciona!

Controle Pélvico

Uma forma mais sistemática de exercício pélvico foi desenvolvida por um colega meu, Lucien Martin, um ortopedista de Santa Mônica, Califórnia. O dr. Martin criou uma série de exercícios para fortalecer os músculos do baixo dorso e do abdome para pacientes com problemas nas costas. Mas para surpresa dele, seus pacientes deram conta de incríveis melhoras em sua vida sexual. Ele desenvolveu os exercícios e continuou a receber informações de resultados semelhantes. Segundo o dr. Martin, os exercícios fortalecem os músculos e ligamentos da pélvis, do baixo dorso e do abdome, e parecem aumentar a sensibilidade nervosa nessa área. Eis as instruções do dr. Martin para a sua técnica de controle da pélvis.

Deite-se de costas no chão ou numa cama bem firme, os braços estendidos aos seus lados. Coloque uma toalha enrolada com oito a dez centímetros de diâmetro sob o pescoço, e não sob a cabeça. Sob os joelhos coloque um travesseiro grosso, de forma que seu baixo dorso descanse estirado no chão. Agora, sem desencostar seu baixo dorso do chão, empurre seu osso púbico em direção ao peito. Não encolha o estômago. A idéia é erguer a pélvis *comprimindo* os músculos abdominais como uma sanfona, e não puxando-os para dentro.

Segure a pélvis na posição comprimida por um segundo, depois relaxe. Depois repita, de novo e de novo. Para assegurar-se de estar fazendo o exercício corretamente, pressione seus baixos músculos abdominais com os dedos de ambas as mãos enquanto realiza a compressão. Você deve sentir esses músculos se contraírem. Outra maneira de testar-se é comprimir os músculos abdominais enquanto ergue a cabeça e as pernas lentamente; você deve sentir a compressão dos músculos usados durante o exercício.

A respiração correta é importante. Mantenha sua garganta e sua boca relaxadas, e enquanto você comprime os abdominais deixe o movimento da pélvis expelir o ar de seus pulmões. Não expire com força e não prenda a respiração. Simplesmente expire calmamente enquanto contrai os abdominais e aspire enquanto relaxa.

O exercício deve ser breve e vigoroso. Prenda cada contração por cerca de um segundo e continue repetindo durante dois ou três minutos. Quando adquirir um bom controle você poderá fixar a meta de cem repetições por dia. Mas atenção: se você tem problemas agudos de dor nas costas, não adote esse exercício sem consultar seu ortopedista.

QUANTO MAIS DURO, MELHOR

A superpotência não consiste apenas em obter uma ereção no momento certo. Envolve também o controle do tempo oportuno para seu orgasmo, a fim de proporcionar o máximo de satisfação a você e à sua parceira. Como já mencionei, problemas com ejaculação surgem em duas categorias básicas: depressa demais e devagar demais.

Essa última, que podemos chamar de ejaculação retardada, pode ser causada por fatores médicos como dano da medula espinal ou diabetes, assim como abuso de drogas ou os efeitos colaterais de determinados medicamentos. Em raras ocasiões, o problema é tão extremo que um homem pode ficar completamente incapaz de ejacular. Obviamente, isso requer a atenção de um urologista. Em outros casos, o problema é de origem psicológica. Alguns homens conseguem masturbar-se até o orgasmo e ter emissões noturnas, mas não conseguem ejacular numa vagina. Normalmente originados em insegurança, traumas reprimidos, medo de engravidar ou ansiedade quanto a se comprometer em um relacionamento, tais problemas serão mais bem cuidados por um psiquiatra.

A razão mais comum para ejaculação retardada é de longe o processo normal de envelhecimento. Como sugeri antes, homens espertos encaram isso como uma evolução positiva. Os únicos problemas reais que isso causa são essencialmente os efeitos colaterais: um casal, especialmente mais idoso, pode cansar-se bombeando furiosamente para induzir um orgasmo, e a vagina pode ficar irritada. Paciência e um pouco de criatividade normalmente bastam para solucionar o problema. Sugiro que varie suas posições e atividades. Aumente a intensidade do ato gradualmente, usando formas menos exaustivas de estimulação, e não hesite em parar e descansar quando precisar. Além disso, experimente diversos óleos e loções; a lubrificação simplesmente pode aumentar a sensibilidade o bastante para facilitar o orgasmo.

O problema mais incômodo, claro, é a ejaculação precoce — uma das expressões mais assustadoras que o homem pode ouvir. Ela evoca imagens de humilhação, de masculinidade falida e de mulheres frustradas correndo para seus vibradores. Ninguém sabe realmente como definir a ejaculação precoce. Alguns terapeutas sexuais a definem como a incapacidade de adiar a ejaculação por pelo menos cinco minutos. Outros usam uma abordagem mais flexível, definindo-a como a incapacidade de durar o tempo suficiente para satisfazer a mulher em pelo menos a metade de seus encontros sexuais. Essa abordagem reconhece que é normal que o tempo da ejaculação varie e às vezes fique abaixo do ideal.

Na minha opinião, é impossível chegar a uma definição universal de ejaculação precoce, porque há muitas variações entre os indivíduos. Tenho encontrado mulheres que ficam perfeitamente satisfeitas com intercursos que durem dois ou três minutos, enquanto outras ficam frustradas quando seus maridos não se podem sustentar por pelo menos quinze ou vinte minutos. Em última instância, isso cabe ao julgamento individual: você e sua parceira acham que você chega ao orgasmo muito depressa? Se acham isso, então há muitos passos práticos que você pode dar para resolver o problema.

Na verdade, mesmo que você *não tenha* um problema, as sugestões que se seguem merecem sua atenção; elas aumentarão seu poder do pênis pelo aperfeiçoamento do seu controle ejaculatório, e tornarão seus orgasmos mais intensos.

Primeiro, deixe-me destacar alguns pontos básicos. A causa mais comum de ejaculação precoce é bastante simples: a inatividade sexual. Trata-se de uma questão de bom senso: quando as vesículas seminais estão cheias, não é preciso muita estimulação para que se inicie o reflexo de ejaculação; o fluido simplesmente tem que ser liberado. É por isso que todo homem experimenta ejaculação rápida em alguma ocasião. É por isso também que acontece com mais freqüência com os jovens. Eles produzem uma *quantidade* muito maior de fluido seminal, e o reflexo ejaculatório se relaciona à quantidade.

Contudo, o sexo infreqüente não é a única causa. Quando a ejaculação precoce se torna crônica, normalmente é por causa de hábitos enraizados nas primeiras experiências. Para muitos jovens, os encontros sexuais iniciais foram caracterizados não só pela ansiedade e pelo medo, mas pela pressão do tempo. Ele introduz uma jovem na casa quando os pais estão fora. Ou faz amor no carro, estacionado num local deserto onde outro carro ou mesmo a polícia podem aparecer. Ele e sua namorada esquivam-se para trás de uma árvore ou para um quarto vazio durante uma festinha. Ou ele contratou os serviços de uma prostituta que tem um interesse assumido na rápida rotatividade da clientela. O primeiro sexo pode ser também uma busca solitária: adolescentes que se masturbam no banheiro ou sob os lençóis podem ficar preocupados ao ponto da paranóia; sua meta é *não retardar* a ejaculação, mas acabar tudo o mais depressa possível antes que sejam descobertos.

Essas primeiras experiências fixam um baixo limiar de excitação. A maioria dos homens se torna condicionada a ejacular rapidamente. Se eles não fazem um esforço consciente para mudar esse padrão, podem tornar-se ejaculadores precoces crônicos. Por causa disso, tenho muitas vezes tratado de jovens que se sentem tão humilhados pela ejaculação prematura que desenvolvem um forte sentimento de inadequação e, assustados, afastam-se totalmente do sexo. Eles freqüentemente complicam o problema desenvolvendo também problemas de ereção.

Seja qual for a causa inicial, é importante que você não encare a ejaculação precoce como um fracasso pessoal. Se isso acontece ocasionalmente, é provavelmente devido a um longo lapso entre os orgasmos. Ou ao nervosismo; esse novo e apaixonado caso de amor pode ser tão excitante que o limiar para o orgasmo é reduzido de forma considerável. Mesmo se o problema é crônico, posso assegurar-lhe que não se trata de um sinal de incapacidade permanente ou de masculinidade reduzida, mas simplesmente uma questão de maus hábitos que podem ser mudados com prática e paciência.

A boa notícia é que, não importa onde comece, você pode aumentar grandemente seu controle ejaculatório. Usando os procedimentos que vou descrever, tenho ajudado pacientes que alcançavam o orgasmo em menos de dois minutos a progredirem até poderem sustentar por mais de meia hora, depois de algumas semanas ou meses de prática.

Um ponto é importante para introduzir nesse contexto: se você está num relacionamento, é importante conquistar o apoio de sua parceira. A ejaculação precoce pode ser extremamente frustrante para uma mulher, e se continuar por longo tempo pode conduzir ao ressentimento. Muitas mulheres me disseram que sentem que seus homens nem sequer *tentam* ir mais devagar porque eles se importam apenas com suas próprias necessidades, e não das mulheres. Elas se sentem usadas. Você deve convencer a sua parceira de que você realmente deseja desenvolver seu poder de prolongamento. Diga-lhe que apreciaria muito a sua paciência e ajuda. A meta básica é atrasar a ejaculação a um ponto em que seja mais satisfatório *para vocês dois*.

Exercício Controlador

O exercício seguinte, que é similar ao desenvolvido pelo ginecologista Arnold Kegel para pacientes do sexo feminino com incontinência urinária, poderá ajudar você a controlar melhor suas ejaculações e também aumentar a intensidade da experiência orgástica.

Já vimos antes que os músculos do períneo, a área entre o escroto e o ânus, estão envolvidos na ejaculação. Se você puser o dedo nessa área ao ejacular, poderá sentir as contrações musculares; se colocar um espelho entre suas pernas, poderá ver toda a área contrair-se como um bíceps flexionado. Anatomicamente, esses músculos sustentam o esfíncter urinário; assim, são eles que você contrai quando é forçado a segurar o ato de urinar ou interromper seu fluxo. Tente isso da próxima vez que urinar: quando parar o fluxo, os músculos que você contrai são os mesmos de que estamos falando. Fortalecendo os músculos perineais você bombeará mais sangue para essa área vital, adquirirá maior controle ejaculatório e aumentará a intensidade de seus orgasmos.

A idéia básica é contrair e relaxar os músculos repetidamente, como você faria em qualquer programa de fortalecimento. Você pode fazer isso tanto de pé como sentado. Com a visão da mente, isole o músculo que envolve o esfíncter anal. Imagine que você inseriu um termômetro retal e está tentando empurrá-lo bem mais para dentro de seu corpo, até o gogó. Não curve os ombros e não comprima as nádegas. Os músculos envolvidos são todos internos. Comprima-os e segure essa posição durante uma contagem até dez. Então relaxe, e repita o processo várias vezes.

Assim como com qualquer novo exercício, no princípio os

músculos se sentirão cansados. Não o faça até a exaustão, mas aumente o número de repetições até que se possa confortavelmente fazer uma centena no decorrer do dia. Faça esse exercício persistentemente e, no tempo certo, vai notar os benefícios que descrevi. Uma vez que comece a notar a melhora, sugiro que continue a fazer o exercício para manter a melhora e progredir ainda mais. Você pode fazê-lo a qualquer hora, enquanto estiver dirigindo, caminhando, deitado, assistindo à TV, ou o que seja. Quando feito corretamente, é totalmente discreto. Se alguém puder notar que você o está fazendo, então é um sinal de que o está fazendo de forma errada.

Um incidente recente me leva a repetir uma instrução. Um paciente a quem recomendei esses exercícios voltou ao meu consultório uma semana mais tarde e disse: "Notei alguma melhora, doutor. Os músculos estão funcionando bem. Mas meu cu está doendo como o diabo. Enfiar o termômetro nele cem vezes por dia é de matar!" Assim, eu repito: *imagine* que você está introduzindo um termômetro retal em seu corpo.

Uma Mudança de Hábito

O segredo para prolongar a relação sexual é tornar-se tão bem sintonizado com os mecanismos de seu próprio corpo que possa realizar a ação de conter a ejaculação *antes* que seja tarde demais. Lembre-se, a ejaculação é basicamente um processo de dois passos. Enquanto a excitação aumenta, você inevitavelmente chega a um ponto sem retorno chamado "inevitabilidade ejaculatória". É o momento em que você sente que vai gozar e que não há nada que possa fazer quanto a isso. Psicologicamente falando, você está certo: *não* há nada que você possa fazer. Uma vez que se chega a esse ponto, o reflexo de ejaculação é posto em marcha, seus músculos perineais forçosamente se contraem, e o fluido seminal já está a caminho. Em segundos, o estágio de expulsão é disparado. Para atrasar a ejaculação você tem que ficar bem atento para fazer alguma coisa *antes* que o ponto de inevitabilidade se instale inadvertidamente em você.

O primeiro passo é prestar bastante atenção às sensações físicas assim que a ejaculação se aproxima. Assim como você aprendeu a quando começar a refrear seu carro quando se aproxima de um sinal fechado, pode também aprender a reconhecer quando está chegando perto demais do ponto de inevitabilidade. Essa é a hora de fazer os ajustes. Alguns homens tentam distrair-se pensando em qualquer coisa diferente da que estão fazendo — futebol, trabalho ou seja o que for. Pela minha experiência, isso raramente funciona, e mesmo se conseguir atrasar o processo, levará também a distrair você do pleno gozo do momento. Mais eficaz, e muito mais agradável, é alterar a maneira como está bombeando nesse momento; mudar o ângulo, a velocidade ou a profundidade de suas investidas pode desviar as sensações da cabeça do seu pênis (a glande, a parte mais sensível), prolongando assim o processo. O intercurso não deve ser limitado a empurrões profundos e rápidos. Você pode fazer isso mais lentamente, pode fazer um movimento circular, ou pode penetrar apenas parcialmente.

Pode também parar inteiramente de empurrar. Tente parar o movimento por algum tempo e simplesmente fique com seu pênis na vagina. É uma ótima forma de reduzir a excitação e prolongar o intercurso. Isso pode ser também maravilhosamente romântico. Quando você sente que pode recomeçar a bombear sem ejacular imediatamente, recomece os movimentos, devagarinho.

Outra variante é retirar inteiramente. Esse método pare-e-tire é bastante usado por terapeutas sexuais. Quando se sentir aproximando da inevitabilidade, simplesmente retire e descanse. Se seu relacionamento é bom, sua parceira vai entender a necessidade disso e gostará da oportunidade de fazer outras coisas eróticas. É a hora de usar as mãos, os lábios, a língua e qualquer outra parte do corpo que lhe dê prazer, enquanto ao mesmo tempo dá ao seu pênis um descanso da estimulação direta. Quando você retoma o intercurso, ele será muito mais intenso e seu tempo total de penetração aumentará. Não tenha medo de perder a ereção se parar de bombear ou retirar o pênis. Você pode perdê-la, mas o que importa? A ereção voltará com o estímulo correto.

Por Favor, me Aperte

Pela minha experiência, um dos melhores métodos de retardar a ejaculação é a "técnica do aperto". Quando você se sente perto da ejaculação, retire. Então pegue a cabeça (a glande) na junta onde começa o corpo do pênis, segurando com o polegar na superfície superior e o indicador e o médio por baixo. Agora aperte fortemente. Isso vai adiar a urgência de ejacular. A quantidade de pressão necessária varia de um homem para outro, mas não tenha medo de apertar com força. Seu pênis ereto pode suportar uma grande pressão sem se machucar. Depois que desaparece a urgência, espere um pouco antes de recomeçar o intercurso. É possível perder parcialmente a ereção depois do "enforcamento", mas isso *normalmente* não chega a ser problema. Se chegar, não se assuste. Permaneça relaxado e confiante, e sua ereção total voltará logo, especialmente se seu pênis recebe nova estimulação.

A técnica do aperto é à prova de tempo. Você pode usá-la a qualquer hora em que sentir que está para ejacular. Simplesmente retire, aperte e ponha de volta. É o que recomendo com mais freqüência a meus pacientes.

Alguns dos meus pacientes dizem que preferem que a mulher faça o aperto. Acho mais confiável que o homem o faça ele mesmo, já que está mais familiarizado com o próprio pênis e saberá melhor quando apertar e qual a melhor intensidade do aperto. Essa técnica é usada também pelos meus colegas na sexoterapia *sem intercurso*, como um método para recondicionar sistematicamente homens com longos históricos de ejaculação precoce. Nesse processo, a mulher estimula o homem como se o estivesse masturbando, mas pára e aperta quando ele dá sinais de que está para ejacular. Você fará muito bem em tentar dessa forma, claro, mas pela minha experiência não há nada como o treinamento em serviço.

A Manobra de Valsalva

Essa técnica para retardar a ejaculação não requer a retirada. A manobra de Valsalva envolve prender a respiração e contrair sua região abdominal como se estivesse tentando eliminar matérias intestinais. Ao mesmo tempo você obviamente aperta o esfíncter anal, claro, assim *realmente* movimenta seus intestinos. Isso cria um acentuado aumento na pressão intra-abdominal e retardará o mecanismo ejaculatório. Assim como a técnica do aperto, o tempo oportuno é fundamental. Se você faz isso depressa demais, não vai adiantar nada; se espera demais, pode chegar ao ponto sem retorno e toda a prisão da respiração e toda contração do mundo serão em vão. Alguns homens continuam a bombear enquanto fazem a manobra de Valsava, enquanto outros acham mais confortável parar por um momento até sentirem que podem recomeçar sem ultrapassar o limiar da inevitabilidade.

Se você seguir os conselhos deste capítulo, poderá aumentar seu poder do pênis com uma significativa média de acertos. Mas, por favor, tenha em mente que não importa o quanto você aprimore seu autocontrole, existirá sempre momentos em que vai ejacular mais cedo do que deseja. Não se recrimine. Não há necessidade de se sentir embaraçado ou envergonhado. E não há necessidade de pedir desculpas; se deixar sua parceira frustrada, capriche da próxima vez. E quando sentir que já entrou nessa zona onde perde o controle, não resista ao inevitável; relaxe e aproveite.

ADOTE UMA MELHOR ATITUDE

Seja em relação à sua sexualidade seja a qualquer outro aspecto de sua vida, a *insegurança* pode fazer murchar seu poder do pênis como a geada numa pétala. Portanto, eliminar isso deve ser sua prioridade número um.

Elimine o Negativismo e o Derrotismo

Um homem que aspira à superpotência não se deve deixar sucumbir ao negativismo de forma nenhuma. Claro que você não é perfeito. Claro que comete erros. Claro que tem pontos fracos e inseguranças. Todos temos. Não estou defendendo a negação. Mas um homem superpotente encara suas imperfeições com honestidade e humor, e nunca deixa que qualquer coisa obscureça a aceitação básica e incondicional de si mesmo.

Se você vê o proverbial copo como meio cheio ao invés de meio vazio, seu pênis *acreditará* que ele está cheio. Mas se você sucumbe ao cinismo, ao negativismo e ao desespero, vai tornar-se uma concha vazia, e seu pênis, também. Cada situação, sexual ou o que for, pode ser vista de uma infinidade de maneiras. Depende de você interpretar a realidade de uma forma que reforce sua auto-estima.

Aja como um vencedor na vida, e você será um vencedor na cama. Encare o mundo com coragem e seu pênis também será corajoso. Siga pela vida com um sorriso na cara e seu pênis também irá sorrir. Extraia cada gota de prazer que a vida lhe oferece, e seu pênis o fará duplamente feliz.

Cultivar as atitudes positivas necessárias à superpotência pode exigir tempo e esforço. Hábitos antigos são difíceis de serem quebrados, e o pensamento negativo *é* um hábito. Sua mente pode estar acostumada a concentrar-se no ruim porque tem medo de deixar suas defesas abaixadas. Alguns de nós aprendemos cedo que se esperamos demais alguma coisa podemos acabar desapontados ou emboscados pelo destino. Aprendemos a olhar para o negativo como uma forma de autodefesa. Tenho visto com bastante freqüência o negativismo tornar-se uma profecia autocumpridora. O truque é ver a realidade como ela é, mas concentrar-se em suas próprias características positivas e confiar em sua capacidade de extrair o melhor de cada situação. Garanto que se você fizer isso, seu poder do pênis vai desabrochar.

Não Encare o Sexo como *Performance*

Como tenho indicado repetidamente, a ansiedade quanto à *performance* é uma aposta segura na vitória da fraqueza do pênis. Se você deixar de pensar em sexo como algo que você desempenha, como se fosse um estágio de produção ou um evento atlético, não terá ansiedade quanto à *performance*. Se você se surpreende pensando sobre como agirá quando estiver na cama, estará no caminho errado. Mude a imagem imediatamente. Visualize você mesmo apenas desfrutando antecipadamente cada momento do encontro sexual. Vá a ele sem esperar nada de você mesmo além de experimentar prazer e dar prazer à sua parceira. Não fique preocupado em saber se você está indo bem e não se compare com outros homens. Tire da cabeça todas essas comparações e todos os padrões de desempenho. Deixe as coisas acontecerem normalmente.

Não importa o resultado. O que importa é sua capacidade de relaxar e aproveitar o momento. Sua atitude em relação ao seu pênis deve ser a mesma que seria quanto a um menino que está jogando futebol ou fazendo um exame: "Não me preocupa se você vai ganhar ou perder. Tudo o que importa é que você faça o melhor que puder."

E nunca se deixe intimidar por uma parceira sexual. Se ela é exigente demais, se as expectativas dela não são realistas, se ela o compara com outros homens, o problema é *dela*, e não seu. Nunca deixe que uma atitude assim o iniba ou o deixe aflito quanto à sua *performance*. Sim, você tem a responsabilidade de dar o melhor de si para satisfazer sua parceira, mas tudo o que pode fazer é exatamente isso: dar o melhor de si. Se você fez isso, não há nada de que se possa sentir culpado ou envergonhado; essas emoções não têm lugar na vida de um homem superpotente.

Fique Amigo de Seu Pênis

Pelo menos tanto quanto qualquer outra parte de seu corpo, seu pênis está de fora representando você, refletindo o que você pensa de você mesmo e do mundo. Ame seu pênis. Respeite-o, trate-o bem, tenha orgulho dele. Acima de tudo, tenha fé nele. Seu pênis é seu amigo; trate-o dessa forma.

Não interessa o quanto ele seja grande ou pequeno, ou sua aparência, ou como ele trabalhou para você no passado. Se seu pênis alguma vez já o deixou mal e você passou a desconfiar dele, perdoe-o, esqueça isso e vá em frente. Assuma a responsabilidade por fracassos anteriores; não os atribua ao seu pênis. Ele é apenas um emissário, seguindo ordens de seu cérebro. Não mate o mensageiro. Seu pênis se comportará da maneira que você quiser, se você o tratar bem e fizer com que ele saiba que você acredita nele.

Não há como destacar isso o bastante. Nada irá revigorá-lo mais do que uma atitude entusiástica em relação ao seu pênis. Se alguma dúvida sobre isso lhe vier à mente, desafie-a. Redirecione seus pensamentos. Diga a você mesmo: "Meu pênis conta com minha confiança e meu maior apoio. Ele é meu amigo. Ele me servirá lealmente."

Passe algum tempo sozinho com seu pênis. Não quero dizer necessariamente masturbar-se, mas dar uma boa olhada para ele no espelho e procurar pelo belo e fantástico órgão que ele é. É um bobo da corte e um sábio misturados num só. A única coisa que ele quer é dar felicidade a você. Toque-o, massageie-o com loção, borrife-o com perfume. Não há razão para que os homens fiquem envergonhados em fazer essas coisas. Tratamos nossa cara e o resto de nosso corpo com cuidados especiais, então por que não fazer o mesmo com nossos genitais? Fazer isso vai ajudar a fortalecer a ligação entre seu cérebro e seu pênis. Trate seu pênis com respeito e ele o servirá com dignidade.

UMA PALAVRA FINAL ÀS MULHERES

A última frase acima pode ser adaptada para as mulheres: trate o pênis dele com respeito e ele a servirá com dignidade. Este capítulo tem sido dirigido aos homens, mas espero sinceramente que as mulheres o estudem cuidadosamente e usem as informações para ajudar seus parceiros a se tornarem superpotentes. Como afirmei antes, as mulheres que sabem como atender aos pênis de seus homens têm melhor relacionamento e melhor sexo. Acredito firmemente que se você reservar parte do tempo que gasta tentando parecer atrativa aos homens e usá-lo diretamente para satisfazer às necessidades de seus pênis, conseguirá resultados muito mais eficientes.

Sabendo com que facilidade essas afirmações podem ser mal-interpretadas e o quanto as coisas são sensíveis entre os sexos nos tempos atuais, devo enfatizar: ser uma mulher orientada pelo pênis não faz de você menos do que igual ao homem em sua vida. Assumir a dificuldade de compreender o que faz seu homem ficar ligado e aprender a satisfazer as necessidades dele não a tornam subserviente de nenhuma forma. Simplesmente significa cumprir sua parte no acordo para ter em troca suas necessidades satisfeitas. Ao tomar a iniciativa, você pode estabelecer um precedente que seu homem pode achar que deva retribuir: uma coisa pela outra.

Mais de vinte anos de experiência clínica me convenceram disso: uma mulher inteligente sabe que uma das melhores maneiras de chegar ao coração de um homem é pelo seu pênis.

UMA PALAVRA FINAL AOS HOMENS

O poder do pênis não se refere a tamanho, nem a vasos sangüíneos ou a nervos. Refere-se, principalmente, a um elevado autoconhecimento. Refere-se a uma atitude esclarecida que seja entusiástica, conciliatória e compreensivamente positiva. Refere-se a admirar e respeitar uma parte do corpo que jamais está fora de moda e nunca pode ser usada demais ou desgastar-se. Refere-se a deixar que seu pênis leia *sua* mente e permitir que a voz de sua mente grite: "Meu pênis é ótimo, e se ele é ótimo, eu sou ótimo!"

O poder do pênis é um luxo inestimável que está prontamente disponível a qualquer homem, para ser compartilhado com qualquer mulher ao longo de toda uma vida de intimidade e compreensão. O poder do pênis não se refere a domínio; refere-se a comunicação e sensibilidade entre amantes. Refere-se a compartilhar a mística da parte mais enigmática do corpo com uma parceira compreensiva e entusiástica. O poder do pênis refere-se a generosidade e compartilhamento — não por uma necessidade de conquistar a santidade, mas por esclarecido interesse próprio. Quanto mais você dá, mais você recebe.

Poder do pênis refere-se a reduzir a ansiedade e a aumentar sua qualidade de vida em todos os aspectos. Refere-se a manter boa saúde, exercícios, dieta e atitude. Refere-se a apreciar o pênis que você tem, ao invés de ter um pênis que você não aprecia. Refere-se a perceber que seu pênis é uma dádiva de Deus, mas que o poder do pênis é sua própria conquista pessoal — para ser amplamente compartilhada com sua companheira, de forma que assim vocês possam juntos elevar-se a novos níveis de prazer, riqueza e intimidade.

Como médico de pênis, recomendo que você permaneça tão jovem quanto seu pênis. Desenvolva a capacidade de comunicação de seu pênis. Não perca a fé na perfectibilidade do pênis humano. Ame tanto quanto puder, porque amar bem é viver bem.

Compartilhe os prazeres de seu pênis tão honesta e abertamente quanto puder para que assim você e sua parceira sejam muito mais felizes. A vida é mais do que comer e beber, ganhar e gastar. É cultivar um corpo saudável e uma mente saudável. E isso é a essência da superpotência.

Acredito realmente que um homem sábio preferiria ser pobre e usar seu pênis como um rei a ser um rei que fosse incapaz de exercitar e compartilhar o direito ao poder do pênis que lhe foi dado por Deus.

Este livro foi composto na tipologia *Times New Roman* em corpo 11/13 e impresso em papel Off-set 75g/m² no Sistema Cameron da Divisão Gráfica da Distribuidora Record.